中医历代名家学术研究丛书

主编 潘桂娟

Academic Research Series of Famous
Doctors of Traditional Chinese
Medicine through the Ages

"十三五"国家重点图书出版规划项目

葛晓舒 编著

危亦林

中国中医药出版社

·北 京·

图书在版编目（CIP）数据

中医历代名家学术研究丛书.危亦林／潘桂娟主编；葛晓舒编
著.—北京：中国中医药出版社，2017.9

ISBN 978-7-5132-1752-1

Ⅰ.①中… Ⅱ.①潘…②葛… Ⅲ.①中医学－临床医学－经
验－中国－元代 Ⅳ.①R249.1

中国版本图书馆 CIP 数据核字（2013）第 291554 号

中国中医药出版社出版

北京市朝阳区北三环东路 28 号易亨大厦 16 层

邮政编码 100013

传真 010 64405750

河北新华第二印刷有限责任公司印刷

各地新华书店经销

开本 880×1230 1/32 印张 6.5 字数 166 千字

2017 年 9 月第 1 版 2017 年 9 月第 1 次印刷

书号 ISBN 978－7－5132－1752－1

定价 45.00 元

网址 www.cptcm.com

社 长 热 线 010-64405720

购 书 热 线 010-89535836

侵 权 打 假 010-64405753

微信服务号 zgzyycbs

微商城网址 https://kdt.im/LIdUGr

官 方 微 博 http://e.weibo.com/cptcm

天猫旗舰店网址 https://zgzyycbs.tmall.com

如有印装质量问题请与本社出版部联系（010 64405510）

项目来源及国家重点图书出版计划

2005 年度国家"973"计划课题"中医理论体系框架结构与内涵研究"（编号：2005CB532503）

2009 年度科技部基础性工作专项重点项目"中医药古籍与方志的文献整理"（编号：2009FY120300）子课题"古代医家学术思想与诊疗经验研究"

2013 年度国家"973"计划项目"中医理论体系框架结构研究"（编号：2013CB532000）

国家中医药管理局重点研究室"中医理论体系结构与内涵研究室"建设规划

"十三五"国家重点图书、音像、电子出版物出版规划（医药卫生）

前言

中医理论肇始于《黄帝内经》《难经》，本草学探源于《神农本草经》，辨证论治及方剂学发轫于《伤寒杂病论》。在此基础上，历代医家结合自身的思考与实践，提出独具特色的真知灼见，不断革故鼎新，充实完善，使得中医药学具有系统的知识体系结构、丰富的原创理论内涵、显著的临床诊治疗效、深邃的中国哲学背景和特有的话语表达方式。历代医家本身就是"活"的学术载体，他们刻意研精，探微索隐，华叶递荣，日新其用。因此，中医药学发展的历史进程，始终呈现出一派继承不泥古、发扬不离宗的繁荣景象。

中国中医科学院中医基础理论研究所，自 2008 年起相继依托 2005 年度国家"973"计划课题"中医学理论体系框架结构与内涵研究"、2009 年度科技部基础性工作专项重点项目"中医药古籍与方志的文献整理"子课题"古代医家学术思想与诊疗经验研究"、2013 年度国家"973"计划项目"中医理论体系框架结构研究"，以及国家中医药管理局重点研究室"中医理论体系结构与内涵研究室"建设规划，联合北京中医药大学等 16 所高等院校及科研和医疗机构的专家、学者，选取历代具有代表性或学术特色突出的医家，系统地阐释与解析其代表性学术思想和诊疗经验，旨在发掘与传承、丰富与完善中医理论体系，为提升中医师理论水平和临床实践能力和水平提供参考和借鉴。本套丛书即是此系列研究阶段性成果总结而成。

综观历史，凡能称之为"大医"者，大都博览群书，学问淹博赅洽，集百家之言，成一家之长。因此，我们以每位医家独立成书，尽可能尊重原著，进行总结、提炼和阐发。此外，本丛书的另一个特点是，将医家特色学术观点与临床实践相印证，尽可能选择一些典型医案，用以说明理论的实践价值，便于临床施用。本丛书现已列入《"十三五"国家重点图书、音像、电子出版物出版规划》中的"医药卫生"重点图书出版计划，并将于"十三五"期间完成此项出版计划，拟收载历代102名中医名家，总字数约1600万。

丛书各分册作者，有中医基础学科和临床学科的资深专家、国家及行业重点学科带头人，也有中青年教师、科研人员和临床医师中的学术骨干，分别来自全国高等中医院校、科研机构和临床单位。从学科分布来看，涉及中医基础理论、中医各家学说、中医医史文献、中医经典及中医临床基础、中医临床各学科。全体作者以对中医药事业的拳拳之心，共同努力和无私奉献，历经数年成就了这份艰巨的工作，以实际行动切实履行了传承、运用、发展中医药学术的重大使命。

在完成上述科研项目及丛书撰写、统稿与审订的过程中，研究团队暨编委会和审订委员会全体成员，精益求精之心始终如一。在上述科研项目负责人、丛书总主编、中国中医科学院中医基础理论研究所潘桂娟研究员主持下，由常务副主编张宇鹏副研究员、陈曦副研究员及各分题负责人——翟双庆教授、刘桂荣教授、郑洪新教授、邢玉瑞教授、钱会南教授、马淑然教授、文颖娟教授、陆翔教授、杨卫彬研究员、崔为教授、柳亚平副教授、江泳副教授、王静波博士等，以及医史文献专家张效霞副教授，分别承担或参与了团队的组织和协调，课题任务书和丛书编写体例的起草、修订和具体组织实施，各单位课题研究任务的落实和分册文稿编写和审订等工作。编委会还多次组织工作会议和继续教育项目培训，组织审订委员会专家复审和修订；最终由总主编逐册复审、修订、统稿并组织作者再次修订各分册文稿。自 2015 年 6 月开始，编委会将丛书各分册文稿陆续提交中国中医药出版社，拟于 2019 年 12 月之前按计划完成本套丛书的出版。

2016 年 3 月，国家中医药管理局颁布了《关于加强中医理论传承创新的若干意见》，指出"加强对传承脉络清晰、理论特色鲜明的古代医家的学术思想研究，深入研究中医对生命、健康与疾病认知理论，系统总结中医养生保健、防病治病理论精华，提升中医理论指导临床实践和产品研发的能力，切实传承中医生命观、健康观、疾病观和预防治疗观"。上述项目研究及丛书的编写，是研究团队对国家层面"加强中医理论传承与创新"号召的积极响应，体现了当代中医学人敢于担当的勇气和矢志不渝的追求！通过此项全国协作的系统工程，凝聚了中医医史、文献、理论、临床研究的专门人才，培育了一支专业化的学术队伍。

在此衷心感谢中国中医科学院及其所属中医基础理论

研究所、中医药信息研究所、研究生院，以及北京中医药大学、陕西中医药大学、山东中医药大学、云南中医学院、安徽中医药大学、辽宁中医药大学、浙江中医药大学、成都中医药大学、湖南中医药大学、长春中医药大学、黑龙江中医药大学、南京中医药大学、河北中医学院、贵阳中医药大学、中日友好医院等16家科研、教学、医疗单位，对此项工作的大力支持！衷心感谢中国中医药出版社有关领导及华中健编审、伊丽紫博士及全体编校人员对丛书编写及出版的大力支持！

本丛书即将付梓之际，百余名作者感慨万千！希望广大读者透过本丛书，能够概要纵览中医药学术发展之历史脉络，撷取中医理论之精华，传承千载临床之经验，为中医药学术的振兴和人类卫生保健事业做出应有的贡献！

由于种种原因，书中难免有疏漏之处，敬请读者不吝批评指正，以促进本丛书不断修订和完善，共同推进中医药学术的继承与发扬！

《中医历代名家学术研究丛书》编委会

2016 年 9 月

凡
例

一、本套丛书选取的医家，均为历代具有代表性或特色学术思想与临床经验的名家，包括汉代至晋唐医家6名、宋金元医家18名、明代医家25名、清代医家46名、民国医家7名，总计102名。每位医家独立成册，旨在对医家学术思想与诊疗经验等内容进行较为详尽的总结阐发，并进行精要论述。

二、丛书的编写，本着历史、文献、理论研究有机结合的原则，全面解读、系统梳理和深入研究医家原著，适当参考古今有关该医家的各类文献资料，对医家学术思想和诊疗经验，加以发掘、梳理、提炼、升华、概括，将其中具有理论意义、实践价值的独特内容阐发出来。

三、丛书在总体框架上，要求结构合理、层次清晰；在内容阐述上，要求概念正确、表述规范，持论公允、论证充分，观点明确、言之有据；在分册体量上，鉴于每个医家的具体情况不同，总体要求控制在10万~20万字。

四、丛书每一分册的正文结构，分为"生平概述""著作简介""学术思想""临证经验"与"后世影响"五个独立的内容范畴。各分册将拟论述的内容按照逻辑与次序，分门别类地纳入以上五个内容范畴之中。

五、"生平概述"部分，主要包括医家姓名字号、生卒年代、籍贯等基本信息，时代背景、从医经历以及相关问题的考辨等。

六、"著作简介"部分，逐一介绍医家的著作名称（包括现存、已经亡佚又经后人辑复的著作）、卷数、成书年代、主要内容、学术价值等。

七、"学术思想"部分，分为"学术渊源"与"学术特色"两部分进行论述。前者重在阐述医家之家传、师承、私淑（中医经典或前代医家思想对其影响）关系，重点发掘医家学术思想的历史传承与学术渊源；后者主要从独特的学术见解、学术成就、学术特点等方面，总结医家的主要学术思想特色。

八、"临证经验"部分，重点考察和论述医家学术著作中的医案、医论、医话，并有选择地收集历代杂文笔记、地方志等材料，从中提炼整理医家临床诊疗的思路与特色，发掘、总结其独到的诊治方法。此外，还根据医家不同情况，以适当方式选录部分反映医家学术思想与临证特色的医案。

九、"后世影响"部分，主要包括"学术影响与历代评价""学派传承（学术传承）""后世发挥"和"国外流传"等内容。其中，对医家的总体评价，重视和体现学术界共识和主流观点，在此基础上，有理有据地阐明新见解。

十、附以"参考文献"，标示引用著作名称及版本。同时，分册编写过程中涉及的期刊与学位论文，以及未经引用但能体现一定研究水准的期刊与学位论文也一并列出，以充分体现对该医家研究的整体状况。

十一、附以丛书全部医家名录，依照年代时间先后排列，以便查检。

十二、丛书正文标点符号使用，依据《中华人民共和国国家标准标点符号用法》（GB/T 15834–2011）。医家原书中出现的俗字、异体字等一律改为简化正体字，个别不能对应简化字的繁体字酌予保留。

《中医历代名家学术研究丛书》编委会

2016 年 9 月

内容提要

危亦林，字达斋，生于元至元二年（1277），卒于元至正七年（1347），江西南丰（今江西省南丰县）人，元代著名医家，在骨伤科方面的造诣尤为后人称道。所著《世医得效方》，对元代以前大量方剂精挑细选，按病症汇总方剂，保留了许多民间验方，公布了一些家传秘方，极大地提高了方剂运用的有效性。该书也是危亦林对骨科、内科、妇科、儿科、五官科等方面诊治经验的总结。危亦林学术功底深厚，医宗经典，博览群书，既能继承先贤临证精粹，学术上又多有创新。本书内容包括危亦林的生平概述、著作简介、学术思想、临证经验、后世影响等。

编写说明

危亦林，字达斋，生于元至元二年（1277），卒于元至正七年（1347），江西南丰（今江西省南丰县）人，元代著名医家，在骨伤科方面的造诣尤为后人称道。所著《世医得效方》，对元以前大量方剂精挑细选，按病症汇总，保留了许多民间验方，公布了一些家传秘方，极大地提高了方剂运用的有效性。该书也是危亦林对骨科、内科、妇科、儿科、五官科等方面诊治经验的总结。危亦林学术功底深厚，医宗经典，博览群书，既能继承先贤临证精粹，学术上又多有创新。

危亦林作为元代著名医家，生平仅有《世医得效方》一部著作留存。以往对危亦林的研究和评价多集中在骨伤科方面。实际上《世医得效方》这部著作，不仅体现了作者在骨伤科方面的伟大成就，也是危亦林精心编著的临床治疗理论著作和精选的方剂之书。作为现代中医人，我们必须看到，除了骨伤科，危亦林在内科、妇科、儿科、五官科等方面也都留下了弥足珍贵的诊治经验。这些经验在过去未受重视，但是经过仔细发掘整理，就会发现其独特的价值。

危亦林是继唐代蔺道人以来又一位杰出的骨伤科专家。其在骨伤手法的创新、麻醉剂的使用、续断疗伤方药研制等方面，均有卓越的建树。其对痹病、疽证、脾胃病、气病、泄泻、崩漏等病的辨证论治也颇为细致、见解独到；在眼科病、口齿咽喉病、疮肿病的治疗上承前启后，临证经验价值极高；在妇科、儿科疾病诊治方面也多有发挥。

目前，国内还没有系统研究和总结危亦林学术思想和临证经验的专著，但相关学术论文有 20 余篇，对危亦林医学思想和临证经验的挖掘和整理较为粗浅。

本书对危亦林著作的整理与研究，主要依据的版本是许敬生教授校对整理的《危亦林医学全书》，此书由中国中医药出版社 2006 年出版。本书在编写过程中，为凸显危亦林学术思想的发展脉络和价值，将金元之前著名医家的学说与危亦林主要学术思想进行了对比研究，从中可以看出危亦林学术思想的渊源和创新之处。本书通过对《世医得效方》证治经验的初步发掘整理，希望能抛砖引玉，将危亦林医学思想进一步发扬光大，吸引更多中医人对其临证经验进行深入研究。

在此衷心感谢参考文献的作者以及支持本项研究的各位同仁！

湖南中医药大学　葛晓舒

2015 年 6 月

目录

危亦林

生平概述

危亦林，字达斋，生于元至元二年（1277），卒于元至正七年（1347），江西南丰（今江西省南丰县）人，元代著名医家，在骨伤科方面的造诣尤为后人称道。所著《世医得效方》，对元代以前大量方剂精挑细选，因病勒方，保留了许多民间验方，公布了一些家传秘方，极大地提高了方剂运用的有效性。该书也是危亦林对其骨科、内科、妇科、儿科、五官科诊治经验的总结。危亦林学术功底深厚，医宗经典，博览群书，既能继承先贤临证精粹，学术上又多有创新。

一、时代背景

（一）社会背景

危亦林生活的元代，最突出的特点是战争频仍和对外贸易的继续发展。战乱迭起，两军厮杀中主要使用的仍是金属刀枪箭镞类兵器，士兵患骨伤和疮肿疾病比较普遍。而海外贸易给中国带来了许多异域的药物，丰富了治疗方法。社会背景对中医学术的发展，对危亦林的从医之路，都具有一定的影响。

金元时期，中国境内民族战争较多，主要是源于汉族、契丹族、女真族、党项族等各民族之间的矛盾。活动于蒙古一带的契丹族可汗耶律阿保机，于公元916年称帝，建立"契丹"政权（辽），逐渐统一了中国北方的广大地区。建立金朝的女真族崛起于东北地区，1115年，女真部落联盟酋长阿骨打称帝，建立"大金"政权，整顿扩充了军队，不断对辽和北宋发动战争。北宋在对金和辽的作战中屡屡失利，不得不以割地和赔偿换取短暂的安宁。1125 年，金太宗灭辽，继而南下进攻北宋，宋徽宗传位于其子宋钦宗，逃亡南方。中原各地义军奋起抗金，在激烈的民族战争中，黄河中下游地区遭到严重破坏。1127 年，金兵北撤，掳走徽、钦二帝和大量财物。"靖康之难"宣告了北宋的统治结束，苟安于南方的宋高宗建立南宋王朝。南宋与金朝南北对峙 80 余年后，北方的蒙古势力兴起，金和南宋渐渐衰落。1206 年，铁木真被推为蒙古大汗，尊称"成吉思汗"，强悍的蒙古军队横扫天下，渐次消灭金、西夏和南宋政权。1271 年，忽必烈正式建立元朝，定都大都后将统治中心转移到中原地区，中国再次形成大一统的形势。战乱频繁促成了金元重视骨伤、战伤的医疗特点。

金元时期民族矛盾、阶级矛盾错综复杂，但金兵始终未突破长江南下，南方的社会经济得以继续发展，人口增加，生产技术提高，我国的经济中心从北方移至南方。到元代初年，北方由于长期战争使生产处于停滞和倒退状态，而南方一直在缓慢地发展，尤其是航海业的进步促进了海上贸易发展。元朝统一中国后，整体经济开始迅速恢复。早在宋代，我国的对外贸易交流就开始以海上贸易为主，采购国外的商品主要有香料、犀角、象牙、真珠、龙脑等。其后，中医在药物配伍上开始大量使用香料，香料的主要作用是芳香开窍，避秽祛瘟。特别是五代两宋时期，我国和阿拉伯国家的友好关系得到了较大发展，中国向阿拉伯输出丝织品、瓷器、纸张和麝香，阿拉伯商人则贩运香料、犀角、珠宝到中国来。元代商品经济大发展，驿站、贸易港口罗列，陆海交通发达，各国商队往来不绝。经济文化的发达，为医药学的发展提供了有利的条件。

（二）医学背景

1. 学术流派形成

金元时期，由于气候异常、战争频仍，鼠疫类烈性传染病比较多见。特别是华北地区，疫病流行，死亡率空前。当时的医家，仍多以伤寒病的思路进行治疗而疗效不佳。此时，张元素提出"运气不齐，古今异轨，古方新病，不相能也"（《金史·张元素传》）的卓越之见。医学思想创新的火花开始频繁闪现，促成了"金元四大家"的诞生。河间学派、易水学派的形成与传承，标志着中医流派的发端。各学派的诊疗理论和用药特色不同，并非横空出世。金元之前的医家，已经形成了用药寒、热、表、下的习惯。如北宋末年蜀医石藏用好用暖药，杭医陈承喜用凉药，当时医家方勺在其书《泊宅编》中，概括为"藏用担头三头火，陈承箧中一盘冰"。金元医家理论的差异，是由各人的社会地位、生活地域不同，从而接触病人情况不同造成的，实际理论源头仍在《内经》《伤寒论》，只是论治侧重角度不同而已。后代虽有弟子传承或私淑，但智者仍是兼采各家之长。

2. 论病渐分外感与内伤

金元之前，外感病多宗伤寒之法。但是 12 世纪初爆发的时疫，从岭北传至太原、燕蓟，传速迅猛，绵延不绝。特别是金代天兴元年的大疫，不到两个月死亡近百万人，从伤寒论治，徒劳无功。李杲经围城之困，认为饮食劳役、内伤脾胃是根本病因，因此作《内外伤辨惑论》，详分外感与内伤病之别，并作《脾胃论》奠定补土派核心思想。李杲对天兴大疫源于内伤根由的论述，尽管后世存有争议，但是不能否认，自此之后，论病首辨外感与内伤，成为临床的基本原则。

3. 用药更重气味、归经、制方理论

《神农本草经》奠定了中医药物学的研究基础，魏晋、隋唐以来中国的本草学不断在发展，但多以论药物的功用为主。易水学派张元素的《珍珠囊》一书，提出药物法象之说，重视药物的气味分类，有"十二经药象所入图""制方之法""主治法象随证治病""药象气味主治心法""药味口诀"等内容。药物的性味与功用、归经的关系得到了详细梳理，对后世医学的影响极为深远。"引经报使"之说屡为后人称引，到明代本草类书籍更是多

以药性分类。

4. 香药的普遍使用及其批判

由于海外贸易的发展，中国从国外进口了大量的香药，世人多称《太平惠民和剂局方》尤其好用香燥。实际唐宋以来，士大夫已经形成了服热药的社会风气，暖药壮阳、金丹延寿之说甚为流行。《千金要方》《太平惠民和剂局方》中的金石药、香药类方剂，在民间非常流行。刘完素长于火证研究，主用寒凉药；朱丹溪《局方发挥》，力批世俗用药不当造成燥热阳气太盛的弊端，主张滋阴降火。二者在力挽时弊之余，对实热火证和虚损热证的辨治做出了卓越贡献。

金元时期特殊的气候、疫病频仍和多战乱的时代特点，对危亦林的临床诊疗思想产生了一定的影响，危亦林重视外感病和内伤病的辨别，对骨伤病、疮肿病治疗有独到心得体会，临证用药也善用香药，这些都带有时代的烙印。

二、生平纪略

危亦林，生于元至元二年（1277），其生平事迹在史书、医传中并无记载，其家学背景仅可从《世医得效方》序言中略窥一二。危亦林出生于医学世家，其高祖专大方脉（内科），伯祖专妇科、正骨兼金镞科，祖父专小方脉（儿科），伯父专眼科并疗瘵疾。受家庭熏陶，危亦林自幼读儒书，年长学习医学，随其伯父等学习诊病按脉，潜心学练，继承了世代祖先的医学知识。又先后师从本州斤竹江东山，学习疮疡科；师从临川范淑清，学习咽喉口齿科。在系统总结先祖各科医疗经验的基础上，广泛研究古方及其他医家方剂，精研临床内、外、妇、儿、骨伤等科，对疮肿科、咽喉科、口齿科等疾病的治疗，亦有独到的心得和见解，可谓精通医学各科。凭其世代家传之学和自己广博的学识医术，50岁时曾任南丰州医学教授，随后又任官医副提领之职，是一位很有影响力的医学大家。危亦林卒于元至正七年（1347），享年70岁。

三、从医经历 🦆

危亦林学医主要师从邻近地区名医，并继承了家传之学，其医学上的成就与他谦虚好学和沉静多悟的性格有关。他的从医经历让我们感受到其严谨的治学精神和继承创新的重要性。兹就其从医情况及成就，综合介绍如下。

1. 谦逊好学，业精于勤

危亦林在《世医得效方》的"自序"中，开篇第一句话即引用《论语·卫灵公》中的名句"工欲善其事，必先利其器"，表明其治学从医的思想主张。告诫人们，医学乃至精至微之事，如果没有高超的技术，很难救治百姓之疾。危氏"幼而好学，弱冠而业医"，"儒学渊源，医书博览，弱冠而业医"，一生学而不倦。

危亦林十一二岁起，就随伯父学医，不但把自己家中世代珍藏的医书逐一读过，还步行几十里到南丰县城等地，向藏书人家借阅各种书籍，仔细研读。他不满足世代祖先的医学诊疗经验，孜孜不倦地虚心向他人学习。发现自己在疮肿科、咽喉口齿科方面有欠缺，就恭恭敬敬向高人请教。虽然自己家传的医学方剂很有名且有效，但仍虚心地向民间医生问药求方，收集大量民间方剂。在系统总结前人的医疗经验基础上，结合自身长期医疗实践，善于"对病而知证，因证而得药"，形成了有自身特色的辨证论治理论。

2. 注重实践与实效

金元时期是中医药理论体系发展史上的重要时期，形成了百家争鸣的新局面，创立了许多新学派，提出了众多新理论。危亦林作为元代精通医学各科、五世家传的临床大家，形成了自身特色。在临床上力求实用与"得效"，一心致力于临床验方、秘方和效方的运用和研究，他始终坚持"方虽传之古人，药必出于己手"的原则，认为医生运用古方、成方，必须根据临床实践，量裁适当，才能做到辨证施治，提高疗效。从《世医得效方》收集的方剂可以看出，有的经危亦林斟酌加减，有的随功效化裁，所收录的方剂，均与病证相连，列举脉因证治、理法方药及服药禁忌，条理清晰，立论精当，讲究实效，这不仅对临床有重要的参考价值，而且也为后世撰写方书树立了典范。

3. 打破传统，奉献秘方

传统中医学有秘方之说，有不肯公开授人、密而不传的习俗，从某种方面制约了中医学的发展。据《史记·扁鹊仓公列传》记载，扁鹊的老师长桑君向扁鹊传授秘方时曾说："我有禁方，年老，欲传于公，公勿泄。"危亦林在他的医学实践中，大胆冲破保守思想的束缚，毫无保留地公开危氏家传的秘方，如治疗五色痢、臁疮的秘方，治疗水肿的秘传八方，治疗痈疽的秘传十方等。他以一个医学家的宽广胸怀，无私地将秘方奉献给民众，这种高风亮节实在令人钦佩。

4. 注重创新，启示后人

（1）在骨伤整复方面有创建与发明

危亦林在继承前人的经验基础上，吸取阿拉伯的正骨术，在骨折的整复技术、麻醉方法及选方用药等方面，较前人有极大的进步。如在骨折脱臼的治疗方面，他详细地描述了"手六出臼四折骨""脚六出臼四折骨"的整复、固定方法，并在脊柱骨折的治疗上，创用"悬吊复位法"。后世骨折脱位的治疗方法多在此基础上发展而来，为后世临床奠定了基础。危亦林的悬吊复位法，是一种过伸法复位和固定方法，强调"须用软绳从脚吊起，坠下身直，其骨使自归窠，未直则未归窠"。受其"骨直归窠"观念的影响，明清两代又产生多种过伸复位法治疗脊柱骨折。危亦林的悬吊过伸复位法是对世界骨伤医学的重要贡献。

（2）创新麻醉方药

危亦林在实施金疮和正骨手术时，先行麻醉，"先用麻药与服，使不知痛，然后可用手"。所用麻醉药方"草乌散"（曼陀罗、川乌、草乌、皂角、木鳖子、当归、川芎）麻醉效果显著。方中川乌、草乌主要含乌头碱，小剂量提高大脑皮层的兴奋水平，大剂量则产生抑制作用，合理使用乌头碱或乌头可减慢麻醉期间的心率。曼陀罗花又叫洋金花，主要含东莨菪碱，其药理作用主要通过中枢抗胆碱作用，优先阻断了大脑皮层的感觉运动区，干扰了皮层清醒状态的维持，另外，对网状结构上行激活系统也有一定的抑制作用，从而呈现嗜睡。川乌、草乌、洋金花在中枢抑制镇痛作用上有协同作用。危亦林的麻醉剂比欧洲19世纪的乙醚、哥罗纺等现代麻醉剂早了450多年，为世界麻醉剂发展做出了卓越贡献。

危亦林还专列"用麻药法"一节，阐述麻醉药的应用方法，如果服了"草乌散"，麻醉深度不够，可以再加曼陀罗花及草乌各五钱，用好酒调服，须逐渐加量。已经达到麻醉效果者，应立即停止给药。另外，还要根据病情、年龄、体质掌握麻醉剂量。以"麻倒"为度，适可而止，不能过量。他告诫人们："被伤有老有幼，有无力，有血出甚者，此药逐时相度人用，不可过多……若见麻不倒者，又旋添些，更未倒，又添酒调服少许。已倒便住药，切不可过多。""若其人如酒醉，即不可加药。"手术完毕，应即用"盐汤或盐水与服，立醒"。这些观点与见解，曾对我国麻醉术的进一步发展和完善起了促进作用。

5. 精于辨证论治

辨证论治，是中医临床诊疗的基本特点。危亦林临证重视辨证论治，审证求因，治病用方，深思熟虑。治病当先识病，病名之下，据因辨证，按证遣方。善于在继承前人的基础之上做到有所发挥和创造。后世认为，《世医得效方》不仅是一部方剂学著作，更是指导中医临床辨证论治的临证指南。如"心痛"一病，前代医家多按其病机类别分为气滞血瘀、胸阳闭阻、痰热壅肺等证型，危亦林在继承前人的基础上，据因辨证，具体分为风证、寒证、七情、食伤、热证、虚证、卒痛、虫痛等不同种类，按照不同的病因、不同的证型，贯彻理、法、方、药有机结合的原则，分别处以蜜附汤、加味麻黄汤、七气汤、香苏散、却痛散、鸡舌香散、芜荑散等40余方治疗；又如"呕吐"一病，危氏也是根据风、寒、暑、湿、七情、痰、食、血、气、热、冷等致呕之因辨为11个证型，然后随因设证，按证立法，循法处方，依方遣药，分别用藿香散、理中汤、加味香薷散、加味治中汤、大藿香散、大半夏汤、二陈汤、茯苓汤、茱萸人参汤、竹茹汤、四逆汤等30余方治之。"眩晕"一病，风证用川芎散，感寒用三五七散，伤暑用消暑丸，中湿用芎术散，七情所致用茯神汤，痰证用加味二陈汤，失血用芎归汤，下虚用增损黑锡丹。又如"臂痛"，风证用乌药顺气散，寒证用五积散，湿证用活络汤，七情用白芥子散，痰证用茯苓丸，气滞用神保丸，血气滞用舒经汤，热证用防风通圣散。危氏善于从审因识病入手，通过析"因"进行精确辨证，以求得因、证、理、法、方、药的一线贯通，于此便可窥见一斑。

6. 选方严谨实用

《世医得效方》共载有方剂3300余首，其中既有危氏五代家传的经验方、单方和秘方，又收集了《伤寒论》《金匮要略》《千金方》《肘后备急方》，以及《太平惠民和剂局方》等名典医籍中的大部分方剂，还搜集了很多行之有效的民间单方。正是由于录危亦林注意吸纳新知，收集和挖掘民间单方、验方，临证加以运用，并收录在《世医得效方》中，从而保存了许多濒于失传的古代单方、验方，使其得以流传后世，为后世方书提供了许多翔实的考据资料。《世医得效方》中所收的古方，都经危氏斟酌损益，并阐述本人的运用和体会，这对后世研究方剂具有极为重要的参考价值，也是危亦林对中医学做出的不朽贡献。

公开家传秘方，如治疗五色痢的秘方养脏汤：陈皮、枳壳、黄连、南木香、乌梅、罂粟壳、厚朴、杏仁、甘草，共为散。五色痢久不效，加龙骨、赤石脂、人参、芍药各一两，为末蜜丸，乌梅甘草汤下，粟米饮亦可，立效。治疗水肿的秘传八方：芫花丸、牵牛汤、苁蓉散、乌鲤鱼汤、郁李仁散、川活散、红豆散、紫金丸。治疗痈疽的 10 个秘方：前锋正将、引兵先锋、四面楚歌、水师晶明、替针丁香丸、固垒元帅、护壁都尉、生肉神异膏、止痛拔毒膏、敛疮口黄丹散等。这些方剂都是危氏五代家传，在丰富的临床经验基础上，根据各个方剂在临床中的疗效总结出来的有效方剂。对咽喉科 18 种喉风证，在药物治疗上除了列举一般通用方以外，还创制了不少外用有效方。例如用于口内灌漱的破毒妙方以治疗双蛾风；用于口内噙化的开喉关方以润喉开闭。在治疗喉风一证中，提出了一系列理法俱全的内服方药，具有独到之处。`

危亦林继承家学，勤求博采，对民间单方、验方极为重视，在《世医得效方》各科门中都有介绍。例如，在大方脉杂医科痰厥门介绍了治疗暴患痰厥，不省人事的单方（用生清油一盏，灌入喉中，须臾，逐出风痰，立愈）。在痧证门介绍了治疗痧证的单方（用盐半钱许，以热汤数碗泡盐，令患人尽服，连服数碗，不得住手方可，却以鸡羽扫咽喉间，即时吐，所吃盐汤尽出，其证即愈）。诸疸门介绍了治疗黄疸身眼黄如金色的单方（用东引桃根一握，水煎，适温空腹顿服）。秘涩门介绍了治疗小便难、小腹胀的单方（用葱白三斤，细挫，炒令熟，以帕子裹，分作两处，更替熨脐下即通）。溲多门介绍了治疗夜多小便的单方（取纯糯米糍一片，临卧，炙令软熟啖之……多啖愈佳，行坐良久，待心间空便睡，一夜十余行者，当夜便止）。失血门介绍了治疗鼻衄不止的单方（用萝卜汁、藕汁滴入鼻中）。肿满门介绍了治疗腮肿的单方（以赤小豆为末，敷之立效）。头痛门介绍了治疗偏头痛的单方（莱菔汁一蚬壳，仰卧，左痛注右鼻孔，右痛注左鼻孔，或两鼻皆注亦可）等。

《世医得效方》所录的治疗各科疾病方剂绝大多数是临床常用、屡用屡验之方剂，疗效显著，故以"世医得效"题之。例如"诸痹"病，风寒湿合痹用附子汤，寒证麻痹用五积散，痰饮用茯苓汤，血气滞用三痹汤，筋痹用羚羊角汤，热证用升麻汤。"五积"病，肝积用肥气丸，心积用伏梁丸，脾积用痞气丸，肺积用息贲丸，肾积用奔豚汤等。以上所举均属于"同病异治"。至于"异病同治"，如五积散一方，功能调中顺气，除风冷，化痰饮。在伤寒阴证、食积、时疫、腰痛、臂痛、腹痛、诸痹、诸积、下痢各门中，凡出现风寒痰湿证，均可用此方治疗。

从危亦林成才的经历可以看出，名医一生基本都是谦逊严谨、孜孜不倦的好学之人，其济世救人的宽广胸怀也令人敬佩。

危亦林

著作简介

　　《世医得效方》，是危亦林传世的唯一著作。在长期的临床实践中，危亦林有感于"方浩若沧海，卒由所索，目不能周"，遂"依按古方，参之家传"，将历代的名方和先世五代积累的经验良方，参考元代所定医学十三科目分门别类，进行编纂。从公元1328年开始，前后历时十年，于公元1337年编成《世医得效方》一书，经太医院审阅后，1345年正式刊印。

　　《世医得效方》，共二十卷。卷一，为大方脉杂医科；卷二，为外感六淫、时疫、瘵证；卷三，为诸气、身疼、疝、痹、噎膈；卷四，为诸积、呕逆、霍乱、痰饮；卷五，为脾胃、喘急、泄泻；卷六，为下痢、秘涩、胀满；卷七，为消渴、遗溺、失血、痔疮；卷八，为诸淋、虚损、惊悸；卷九，为健忘、自汗、宿食、瘀瘵、脚气、肿满；卷十，为头痛、耳、鼻、诸虫、急救；卷十一、十二，为小方脉科，初生、噤风、变蒸、诸疳、解颅；卷十三，为风科；卷十四、十五，为产科兼杂病科；卷十六，为眼科；卷十七，为口齿兼咽喉科；卷十八，为正骨、金镞科；卷十九，为疮肿科。卷二十，附录孙真人养生法节文。《世医得效方》的编次，系统全面，科目无遗，理论翔实，证治精审，是元代重要的方书，对我国内科、儿科、眼科、骨伤科等临床各科及方剂学的发展均有较大影响。正如《四库全书总目提要》所谓："是编集其高祖以下五世所集医方，合而成书……所载古方至多，皆可以资考据。"

　　《世医得效方》共载方剂3300余首，其中既有危亦林五代家传的经验方、单方和秘方，又收集了《伤寒论》《金匮要略》《备急千金要方》《肘后备急方》，以及《太平惠民和剂局方》等医籍中的方剂，还吸纳、搜集和发掘了大量民间有效的单方、验方，是一部上承唐宋、下启明清的重要方书，为后世方书提供了许多翔实的考据资料，对方剂学做出了巨大贡献。

现存主要古代版本，有元至正五年（1345）建宁路官医提领陈志刻本，以及明正德元年（1506）书林魏家复刻本、《四库全书》本等。1964 年，上海科学技术出版社，用影印《四库全书》文津阁本与魏刻本互校为主体，参考《备急千金要方》《三因极一病证方论》《普济方》等，整理出版了竖排繁体字校注本，对《世医得效方》的广泛流传做出了重要贡献。1996 年，中国中医药出版社出版了简体横排本，做了校勘和简要注释，便于阅读。2006 年，中国中医药出版社出版了许敬生主编的《危亦林医学全书》。2009 年，中国中医药出版社出版《中医经典文库》，在现存《世医得效方》版本基础上进行了校注。

危亦林

学术思想

危亦林出身于五代业医的中医世家，其先祖曾拜董奉第 25 代孙董京为师，从此家族世代习医。危亦林的祖父、父亲专长于不同科别，危亦林既继承了家族的医学经验，又博览医经，广采众长。他知识渊博，医术全面，注重辨证论治，精通临床诸科；特别是在骨伤科诊断、治疗方面尤为擅长，对我国骨伤科以及眼科、疮肿等科的发展做出了重大贡献。

在危亦林生活的时代，学术争鸣，学派林立，中医药学的发展呈现出空前的学术繁荣景象。伤寒学派开始形成，各医家对六经辨证、方证规律、病证鉴别、发病规律等进行深入探讨，使外感病的辨证论治体系渐成系统。金元四大家出现后，寒凉学派、攻邪学派、补土学派、滋阴学派的理论，有力地推动了病机学说、脏腑辨证学说和辨证治疗实践的发展。唐宋以来，医学理论的不断丰富，方书的大量出现，内科、外科、妇科、儿科、外科、骨伤科、养生学思想的发展，都对危亦林的从医之路产生了深远影响。

一、学术渊源

（一）《诸病源候论》的影响

危亦林有关病因、辨证、治则的理论，集中体现在《世医得效方》第一卷开头的"集脉说""集病说""集证说""集治说"中。危亦林对前代医家的学术思想加以融会贯通，在脉象诊断、疾病分类、病因分析、辨证要点、治法治则上进行了精练而系统的总结性阐述，体现了金元时期辨证治疗的较高成就。

危亦林的疾病分类和病因分析思想，直接受到隋代巢元方《诸病源候论》的影响。《诸病源候论》集中论述了各种疾病的病源与病候，是我国第一部系统论述病候及其病因病机的珍贵专著。《诸病源候论》发展了证候分类学，将各种常见的病名证候，分门别类系统化，首先将疾病分科，依次分内科、外科、妇科、儿科，各科之中，又采用按病因分类、病变分类、脏腑分类、症状分类等。本书对病机的论述以脏腑学说为核心，充分体现辨证施治的特点，对后世中医学术发展产生了重要影响。唐代《千金方》《外台秘要》，宋代《太平圣惠方》等都基本采用了此书的分类法，直到清代的《医宗金鉴》也受到此书的影响。

在《世医得效方》中，危亦林运用当时已成熟的各种辨证纲领，对临床各科疾病进行了梳理和分类，并在前人辨证施治的原则和方法指导下，提出了不少新见解；特别是在疾病的分类上，明显受到《诸病源候论》的影响。其主要特点有：

1. 内科病分外感与内伤

《诸病源候论》中，内科病症明显分外感、内伤两类。如第一卷到第十二卷基本属于外感性疾病，第十三卷到第二十七卷以内伤病为主，二十八卷之后为五官科、四肢病、妇科、儿科病等。《世医得效方》第一、二卷为外感病，第三卷到第九卷以内伤病为主，第十卷为五官科病，十一、十二卷为儿科病，十四、十五卷为妇科病，十六卷专列眼科病，十七卷口齿咽喉科病，十八卷正骨兼金镞科病，十九卷疮肿科病。本书分类思路与《诸病源候论》的顺序类似，只是危亦林按照医学十三科来划分疾病病种，并特别将家族专长的某些科别单独列卷，重点论述。

2. 外感病重视风病、伤寒、时疫、疟疾等

《诸病源候论》在外感病中首重风病，以取"风为百病之长"之意，对风病的中风、半身不遂、风湿候、风痹、风热、风冷、风瘙痒候等按症状分类，极为详细，总计60种证候。危亦林将"风科"列在《世医得效方》

第十三卷专门讨论，按中风、疠风、瘲风、历节风、癞风分别论述。巢元方的风病分类多按症状分，显得过于繁琐而且容易重复，危亦林的分类则简洁得多，抓住了常见代表性风证的典型证候特点。

《诸病源候论》中，将伤寒、时气、热病、温病、疫疠依次排列，突出了从伤寒到温病论治的过渡。但是证候分类过于细碎，辨证分型不够凝练，如伤寒就分伤寒中风候，包括伤寒一日候、二日候到九日候，伤寒斑疹候，伤寒咽喉痛候，伤寒吐逆候，伤寒厥候，伤寒咳嗽候，伤寒吐血候等。危亦林对伤寒病分类提纲挈领，分阳证、阴证、和解、相类、通治、阳毒等，辨证时排除零散琐碎的症状，抓住了辨证时病性的共性和要点，是辨证方法的进步。

《世医得效方》在外感病中也重视伤寒、时疫，与《诸病源候论》相比，更注意将六气外感病一一论述，如伤风、伤暑、伤湿、中寒、中暑、中湿等。外感分伤和中两类，体现了对外感病层次深入的差别认识。

3. 内伤病重视气病、虚损病、脏腑病

《诸病源候论》在内伤病中，重视气病和虚损，如卷三、卷四的虚损病，共列举75种证候；第十三卷论气病，列举了25种证候。脏腑病方面，重视黄病、淋病、大小便病、五脏病、疝病、痰饮病、脾胃病、水肿病等。危亦林在《世医得效方》第三卷，专列"诸气""中气"病，第八卷列虚损病。脏腑病方面，重视积病、痰饮病、脾胃病、痢疾病、秘涩病、淋病、心恙、肿满等。

4. 强调识病当先明因

危亦林认为，辨证首先应该认识其病，而病之区分，则必须以致病因素为基础。他对当时中医学的病因学说，做了较为系统的概括，而且在阐述过程中发挥了个人的见解。尤其是他将病因的详细辨析与临床病证紧密结合，实是令人耳目一新。危亦林在《世医得效方·集病说》中提到："名

不正则言不顺，病之名状，其类至多，原其所由，似是而非者尤多，若体认之，明辨其所因之的，则何患其多也。"从总体上说，危亦林认为，导致疾病的因素主要有外感之因、七情之乱、虚损之由、风土之殊等几个方面，其中尤以外感之因为重点。

外感之因，包括外感四季之邪、疫毒、瘴疠、饮食、丹石、药毒等。危亦林在"集病说"中指出："伤风之病在表，在经络中循经流注，以日传变，中之者，非正顺长养万物之风，乃八方偏邪之风，肥伟之人多得之。盖风性紧暴，善行数变，其中人也卒，其眩人也晕，激人涎浮，昏人神乱，所以推为百病长。"又云："伤暑乃三伏时月，炎热大行，草萎河涸。血消气沮之人，偶或伤之，病在顷刻，中之则名中暍，轻则为伤，重则为中。""伤湿乃坐卧卑湿，或为雨露所袭，或汗出衣里，渐渍染之。其有中者，乃脾元久虚或为泄疾，土不制水，因兹而得。"伤寒之病，"皆因下虚气弱，凌犯霜露，及冒风雪中行所致"，当依仲景六经之病而详辨之。外感四季之邪，有着而即病者，比较容易识辨，也有"伏于人身，隐微而不知觉，作为百端之病，绵延岁月不已，必须深思，求其所以为病之因"。饮食失调，丹石积毒，用药不当，也会导致人体发生病理变化，故危亦林指出，"内伤生硬冷热之食，不能克化"，或"饵丹石酒醯炙爆，致肠胃蕴毒"，或医"以意臆度，攻寒以寒，疗热以热，妄施一二"，如是都可产生疾病。

七情之乱同样可以致病。人非草木，孰能无情？说的是人之有情感，乃天经地义之事。然人之情感需有限度，若变乱异常，便可致病。故危亦林曰："人之平居，神静则宁，情动则乱，故喜则气缓，怒则气上，悲则气下，忧则气沉，思则气结，恐则气怯，惊则气乱，故有所谓七情之病也。"

人体外感、内伤、房劳等，皆可令气血蕴结，精液亏耗，进而导致气血虚损，精液匮乏。虚损之形成，又致"精血既衰，脏腑多燥"等病迭起。

危亦林说:"若真气既微,胃气不实,复陷生冷冰雪之属,致肠胃虚寒,或大病未复,便合阴阳,或疲极筋力,饥饱失节,或刻意苦思,尽神度量,叫呼走气,而虚损病所由生也。"疾病的发生、发展和变化还有地域、个体的差异,因此审病之时,为求得辨证的准确,还必须注意患者的个体差异。对于这一点,危亦林归纳为"南北风土之殊,人物厚薄之异"。他说:"北方土厚水深,水性沉下,人体多实而少虚,且所食无非肉面,寒则衣重裘,坐暖炕,若有所治,则宜多以清凉之剂……南方属火,火性轻炎,人体多虚而少实,况所食不过蔬食而已,必须投以温和之药以调之。其有习尚北方之风,置酒终日,非至醉不以,烧爆肥鲜,恣其厌饫,偶有所患,亦须以平昔所禀,施以凉剂。"至于"劳役致虚者或官吏阔人","治之者须辨其所因",切切不可妄循常法。

5. 施治注重据因遣方治病

治病当先识病,病名之下,据因设证,按证遣方,这是危亦林临床治疗的一大特色。《世医得效方》中列述各科疾病约 200 种,每病之下多按病因所殊类别病证,然后随证处方施药。如"心痛"一病,前代医家多按其病机类别分为气滞血瘀、胸阳闭阻、痰热壅肺等证型。危亦林在继承前人的基础上,据因辨证,具体分为风证、寒证、七情、食伤、热证、虚证、卒痛、虫痛等不同种类,按照不同的病因、不同的证候类型,再熟练地按照理法方药有机结合的原则,分别处以蜜附汤、加味麻黄汤、七气汤、香苏散、却痛散、鸡舌香散、芜荑散等 40 余方治疗;"眩晕"一病,风证用川芎散,感寒用三五七散,伤暑用消暑丸,中湿用芎术散,七情所致用茯神汤,痰证用加味二陈汤,失血用芎归汤,下虚用增损黑锡丹。又如"臂痛",风证用乌药顺气散,寒证用五积散,湿证用活络汤,七情用白芥子散,痰证用茯苓丸,气滞用神保丸,血气滞用舒经汤,热证用防风通圣散。危亦林对疾病的分类纲目清楚,辨证方法多样,严谨实用,因、证、理、法、方、药熔为一炉，显示了纯熟的疾病论治艺术。

（二）前代骨伤学说的影响

1. 金元之前的骨伤学成就

古人对骨伤病的认识从原始社会就开始了，龙山文化时期已经有了石镰、骨针和骨刀，用来治疗痈疡之类的外伤。西周时期按《周礼·天官》的记载，医生中的"疡医"主治肿疡、溃疡、金疡、折疡类的伤病，即是骨伤科的最早萌芽。治法主要是内外兼治，包括药物外敷、包扎，刮去脓血，用药祛腐生肌并内服药物养气血等。

秦汉时期是中医学理论系统化的时代，骨伤学知识也得到了长足的发展。近代秦汉考古发掘出的竹简、帛书，对研究这一领域的诊疗经验提供了可靠的资料。如马王堆帛书《五十二病方》记载有"痈""骨疽""肿瘤"等骨科病名，治疗外伤、外伤痉挛和痈疽等的方剂有 40 多首。《居延汉简》中有记载骨折创伤的治法，属于"折伤部"。历史资料中也有扁鹊用砭石治疗痈疽，华佗利用麻沸散进行外科手术，为关羽刮骨疗毒等记载。特别是《内经》中记录了完整的解剖生理知识，对全身骨骼的命名、形状、大小、长短都有所描述，系统区分了骨、关节、筋、肌肉等概念，阐述了脏腑与筋脉肌骨病的关系，明确指出"肾主骨""肝主筋""脾主肌肉"等认识，特别重视气血与运动功能的联系。骨伤病的病因病机理论也初步形成，认为肿痛与气滞血瘀有关，肌肤筋骨外有所伤，内在相应脏腑必有所损，恶血不散再遇风邪则可能引发痹痛。秦汉时期已经形成了外治法（手术兼外敷）、内治法、导引按摩法和针灸法相结合的综合骨伤病疗法。骨伤病的药物和方剂研究成就也蔚然可观，《神农本草经》中伤科、痹痛科药物有 150 多种，特别注意到续断能够"疗金疮，续筋骨"，黄芪能止痛生肌，干地黄能治折跌绝筋。张仲景就在《金匮要略方论·杂诊》中记载了王不留行散内服、外敷治疗金疮。方中王不留行、川椒、厚朴行气导滞散结，桑白皮、黄芩、接骨木、芍药清热化瘀，止血定痛。对于风痹，张仲景发明了黄芪桂枝五物汤，另有八味肾气丸治疗肾阳虚腰痛等。

秦汉对骨伤病的认识虽然有了很大进步，但是偏重于手术、药物疗法，对骨折类疾病的固定尚无深入研究。

东晋葛洪著《肘后备急方》，对危重创伤的早期处理较为重视，主张静养，金疮出血病人要禁食水和酸咸食物。对各种危重创伤如颅脑外伤、动脉损伤、开放性伤口引发破伤风等恶候进行了鉴别描述。在伤科治疗上，葛洪善用生地黄汁、茅根汁、饴糖、赤小豆煮汁等生津补血，用琥珀粉、蒲黄粉等镇静安神、活血化瘀。葛洪也开始用按摩法进行关节脱位的整复，如下颌关节脱位的复位，并且首次创立竹板固定帮助骨折复位法。

另外，魏晋时期治疗伤科的药物开始重视理气药，如木香、沉香、乳香、丁香、枳实、厚朴等，其次是开始运用活血化瘀类药物如琥珀、白茅根、蒲黄、红花、刘寄奴等。大黄、桂心成为治疗瘀血证的药对，比较著名的是葛洪的"蛇衔膏"用大黄、桂心治金疮瘀血，深师的"桃枝汤"用大黄、桂心治腹中瘀血，苦寒与辛热相互制约，既能活血又能逐瘀。

魏晋时期对附骨疽的认识开始完善，类似今日急、慢性骨髓炎。《小品方》详细描述了附骨疽的症状、病因病机和治法。《刘涓子鬼遗方》描述了各部位的痈疽，指出预后情况，并且提出痈疽先辨有脓与否再做治疗的理念。其中记载的"五黄膏"是后世外敷痈疮的名方。这一时期对伤科痈疽病的治疗综合了外消、内托、排脓、追蚀、生肌、灭瘢等，黄柏末、吴茱萸、姜、蒜捣散外敷，甘草或芒硝煎水外洗，赤小豆粉外敷等，切开伤口排脓引流，标志着骨伤科治疗实践的进步。

隋唐是我国比较繁荣的历史时期，科学文化迅速发展，国家设立太医署，掌管医疗和医学教育，骨科隶属于当时的按摩科和疡科。骨科的诊疗学已经接近完善，《诸病源候论》《备急千金要方》《理伤续断方》等大批医籍对骨伤学内容进行了补充。《诸病源候论》对23种金疮证候、9种腕折证候，以及痹痛、腰腿痛、痛、疽等病症进行了详细论述，开创了骨伤学病因症状学，对开放性伤口、开放性骨折感染的病因症状论述细致有加，介绍了异物清除、血管结扎、骨折固定、分层缝合等技术。唐代蔺道人的《理伤续断方》是我国第一部骨科专著，提出治伤科疾病注重气的调治，这是受到道家导引养气学说的影响。《理伤续断方》的理论，基本源于《内经》《难经》，注重整体观念和辨证论治，注重骨折的局部处理，又强调全身气血和脏腑功能的调整。蔺道人对骨折确立了整复、固定、练功、内外用药四大疗法，对开放性骨折首先采用清创缝合、夹板固定，然后内服、外敷药物治疗，已经成为骨科的传统疗法。蔺道人最大的贡献在于药物麻醉进行骨折整复的手法，"相度""忖度""拔伸""搏捺""捻捺"等描述，即类似于今日的手摸心会、拔伸牵引、端挤提按、按摩推拿等手法。蔺道人根据不同时期骨伤病的症状表现，采取七步内服方药疗法，如第一用大成汤或小承气汤或四物汤，通大小便祛瘀血，第二用黄药末温酒服，第三服白药末，第四服乌丸子，第五服红丸子，第六服麻丸子，第七服活血丹、当归散、乳香散等，充分考虑了病情的轻重缓急，病人的体质强弱，攻逐瘀积和活血化瘀、舒筋壮骨相结合，是汉代以来药物内治骨折经验的宝贵总结。蔺道人书中记载的46首方剂中，有许多至今仍是中医骨科临床的主要方药，如四物汤、五积散、活血丹等。他确立的生气血、补肝肾、长筋骨理论是对骨科治疗基本原则的总结。

总体说来，隋唐骨伤科学的发展已经在病因病机学和治疗方法上达到了初步的完善，确立了失血伤津、瘀血壅滞、化脓则难治、补肾生骨等病因病机理论，清创手术疗法更加进步，洗涤和固定方法上更重视防治伤口感染，骨折脱位确立了麻醉、清创、复位、固定、练功、用药6大疗法。

复位手法比较先进，《诸病源候论》介绍了脊椎牵引法、旋转法，蔺道人发明了靠背椅肩关节脱位复位法，手牵足蹬法进行髋关节脱位复位。药物研究上对铜类接骨药物的认识逐渐深入，曾青、空青、石胆等含天然硫酸铜的药物多用，铜屑治骨折法汲取了民间的经验，蔺道人已经用自然铜内服接骨。虫类药物治伤也逐渐受到重视，水蛭、蟾酥、斑蝥、蝼蛄等治金疮、恶创、瘀血，螃蟹捣烂外敷治疗筋伤的方法已经出现，《理伤续断方》还使用地龙接骨，还有用羊脑、生龟、生鼠敷创续断法。

宋元时期社会经济文化空前繁荣，骨伤科学方面对筋骨痹、腰腿痛和骨痈疽、骨肿瘤的认识有了进一步发展，《太平圣惠方》中"折伤"和"金疮门"收方311首，对骨折提出"补筋骨、益精髓、通血脉"的治则，论述了痈疽病"五善七恶"辨证法。宋慈的《洗冤录》是世界上首部法医学专著，描写了骨骼系统的解剖结构和验伤经验，对骨伤的诊断学做出了重大贡献。元代李仲南《永类钤方》是一部图文并茂的方书，"折伤门"的有关记载宗蔺道人学说，对脊柱骨折有所创新，对颈椎骨折首创布兜牵引快速复位法，对腰椎骨折首创过伸法。总体来说，宋元对内伤性伤科疾病采用攻下逐瘀、凉血活血、行气活血之法，苏合香丸普遍用于跌打气闭的危重症候。李东垣的"当归导滞散"用大黄、当归、麝香三味药治疗落马坠车、跌打瘀血、红肿青暗、蓄血欲死等危重病，集开窍醒脑、活血补血、攻下逐瘀法十一方，影响深远。宋元在止血药的运用上更进一步，罂粟壳止血止痛很常见，《太平惠民和剂局方》中的"花蕊石散"为外敷止血的名方，乳香、没药组合治疗外伤开始常用。

2. 危亦林对骨伤学说的继承与创新

危亦林生活的时代，在正骨和金镞科疾病方面已经累积了大量的方药。危亦林筛选的82首方剂，是对历代治伤方药的精选，并将这些方剂与病证一一对应，提高了用方的精确性、有效性，同时发展了蔺道人治疗骨折的整复手法，对后世影响深远。

（1）方证对应，精心筛选方剂

危亦林的骨伤科治疗思想，主要体现于《世医得效方》的第十八卷"正骨兼金镞科"。在分病证罗列方剂之前，总论部分阐述了秘论、正骨金疮脉候、十不治证、用药加减法、肠肚伤治法、又用药加减法、用麻药法、用掺药法、伤破肚皮用药法、打颠及树木压遍身痛者、去恶血法、用药汤使法，及 12 种注意事项，全面反映了危亦林时代的骨伤科成就。接下来，又分通治、内损、打扑伤损、刀斧棒杖伤、取箭镞、针灸伤、消烦、敷药、洗方、破伤风、破伤湿、舒筋法、退肿、麻药、合疮口、断筋、止痛 17 类来列方，共采录方剂 82 首。

在"用药加减法"中，危亦林特别指出"伤有深浅，随其吉凶用药"，并确立了不同类型骨伤的基本方剂。其中，二十五味接骨方是治疗骨折的基本方，可加自然铜、白芷、没药、川芎各 5 钱，立效。筋断已接者，用二十五味方加续断半两；伤处痛不止者，用二十五味方加川芎 5 钱。清心药是治疗脏腑伤的基本方，可加川芎、当归、赤芍各 3 钱。伤口浮肿不退者，可加皂角、黄柏皮各半两，入紫金皮散内敷之。对孕妇跌扑损伤者，主张先用安胎药，再服二十五味方接骨，但去除草乌、川乌。在"又用药加减法"中，指出了几味伤科常用药物的禁忌，如"不折骨，不碎骨，则不可用自然铜"。这与近代研究相印证，自然铜对骨折愈合有促进作用，是散瘀止痛、接骨疗伤的要药，但骨折早期要禁用，骨折伴软组织挫伤，早用自然铜可造成局部瘀血难以吸收。"无痰处，则不用半夏"，半夏内服消痰散结，外用消肿止痛，但性温燥，跌打损伤血证应慎用。伤及脏腑，无论老少，如有血痰从口出者，用清心药加丁皮、川芎、半夏，入二十五味内同服。

（2）丰富骨伤病诊治理论

危亦林在充分学习、继承前贤经验的基础上，从以下几个方面丰富和完善了骨伤病的诊治理论。如：①脉诊辨别伤情轻重与虚实。在"正骨金疮脉候"中，危亦林注意从脉诊察伤情的轻重缓急与虚实。一旦脉象虚促，无论伤处深浅，有无伤及内在脏腑，都十分危险，而脉象和缓则无虑。关脉的脉象对骨伤预后有重要意义，伤后脏脉不死者，必关脉实，重则无虑；伤及死处时则关脉无而别脉洪大，预后不良。对于出血过多者，脉象不能洪大，以平正厚实为佳。出血不多，也内无瘀血者，脉象以洪大为正，不要疏密无常，也不能进退来去，否则有凶变的可能。②通治与分治结合。在《世医得效方》中，危亦林记录了骨伤病的通治方13方。其中，二十五味方、清心药方、自然铜散、导滞散、活血丹、花蕊石散，对后世的影响极大。这些方剂多来源于唐宋以来的骨伤应用方。通治方集中体现了接骨续断、活血化瘀、理气止痛的组方原则。其中使用频率较高的几味伤科药物，是自然铜、骨碎补、苏木、乳香、没药、血竭、花蕊石等。自然铜是传统的骨伤科特效药，乳香加没药是蔺道人的常用药对，他在《理伤续断方》的"医治整理补接次第口诀"中就提到"合药断不可无乳香、没药，若无没药，以番降真代；血竭无，亦用此代"，因此，危亦林选的方剂中这些药物出现率较高。危亦林的骨伤通治方，既注意化瘀止痛，也注意调理气血，促进伤处愈合，因此当归、川芎、白芍、生地黄的使用率也很高，体现四物补血的思路，这也是对蔺道人思想的继承。在通治方的基础上，危亦林又将伤科分出内损、打扑、刀棒伤、箭镞伤、针灸伤几类，每类病证的特点不同，用方也不一样。内损病中跌打损伤伤及肺肝，则呕血不止，甚至会瘀血内停，心腹胀闷，此时用大紫金皮散（紫金皮、续断、补骨脂、蒲黄、当归、桃仁、大黄等）化瘀止血，补血填精，此方为蔺道人方；内损在浅表部位时，仅仅跌打伤及筋骨，则用没药丸（没药、乳香、川芎、当归、自然铜等），活络散瘀，补血活血。败血入胃造成消化道出血，呕黑血如豆汁时用加味芎劳汤（芎劳、当归、白芍、百合、荆芥穗），重在止血收敛，活血散瘀。打扑伤损以时时疼痛为主症时用双乌散（川乌、草乌、苏木、当归、白芍、生地黄、麝香等），止痛效果明显，但危亦林指出双乌生用恐太猛，应用温火略炮。在危亦林列出的伤损止血方中还有黑神散一方，药仅两味，百草霜和蚌粉等分，可用糯米饮调下，也可用柏树汁调服，速效。唐代蔺道人用方也注重百草霜，他的著名方药黑龙散、黑丸子、小黑丸都采用此药。③防止伤口进一步感染。开放性的骨伤伤口容易感染破伤风，所以危亦林特意列出"破伤风"方3首，他所用的玉真散仅防风、天南星两味，等分研末，加童便煎服3钱，专治强项、牙关紧的破伤风证。香胶散为鱼胶合麝香等分，酒调2钱下。急风散治严重破伤风后遗症，项强背折，口噤不语，手足抽搐，眼目上视，方用麝香、丹砂、生黑豆、草乌为末，酒调服神效。另外，危亦林还列出"破伤湿"方牡蛎散，伤口感染湿邪，口噤强直，取牡蛎研末敷疮口，同时用甘草汤内服牡蛎散2钱。

（3）丰富骨折整复手法

中医对骨折整复手法的重视，最早源于唐代蔺道人。蔺道人在《理伤续断方》中，总结了许多正确复位的手法。如"拔伸"法有正拔伸法和斜拔伸法，还要"相度左右骨如何出"，说明能够根据骨折不同移位方向以及骨折不同部位肌肉拉力大小决定牵引方式。特别是对肩关节脱位，蔺道人用"椅背复位法"，髋关节脱位，用手牵足蹬复位法。危亦林在《世医得效方》"正骨兼金镞科"的"秘论"里，详细描述了8种骨折的整复手法，他根据自己多年的骨伤整复经验，将正骨术按部位分手掌根出臼、手臂出臼、肩胛出臼、足部骨出臼、脚膝出臼、大腿根出臼、背脊骨骨折整复、脚手骨压碎8类。其中有很多秘法经验十分宝贵，如提出手掌根出臼忌用手生拉硬拽，否则不仅难以复位，而且十有八九成为痼疾，正确的原则是"搦骨"，即轻轻按治，骨出外则搦入内，骨出内则搦入外，方入窠臼。对手臂出臼即肱骨髁上骨折，认识到周围筋脉容易挫伤，所以"出臼此骨，须搦手直"，对骨的复位固定用单竹片，"看骨出那边，用竹一片夹定一边，一边不用夹"，尤其是服药后注意屈直避免伤筋形成后遗症。使肱骨头复位的杵撑法和架梯法，髋关节前脱位的悬吊整复法，治疗踝部骨折脱位的牵引反向复位法，皆为骨伤科的首创，是在唐代蔺道人整骨法基础上的进一步创新。对粉碎性骨折，危亦林强调麻醉后去除碎骨，用二十五味药调糊放桑白皮上，夹在骨肉上，注意伤口的清洁，三日一洗，尤其要注意避免感染破伤风。可见危亦林的整复手法已经包括复杂的股骨骨折、脊椎骨折等，其对肩关节脱位的研究已经分出前上方脱位和盂下脱位两大类型，足踝骨折分内翻、外翻两大类，因此对骨折的分类更为详细。而唐代蔺道人，仅论及脑骨伤碎、肩胛骨出、手骨出、胯骨出等6种简单的骨折。对比两人的整复手法，蔺道人多用杠杆原理，采用外来牵引力整复，如肩关节脱位的椅背复位；而危亦林虽也利用杠杆原理，但更多利用身体重力来牵引，如肩关节脱位时的杵撑法和架梯法。另外，危亦林发明的脊椎骨折的悬吊复位法、腰椎骨折的过伸牵引法，拓展了骨折整复新手法，在世界医学史上领先了600余年。危亦林对骨折、关节脱位部位诊断和分类上的创新，对整复手法的创造，大大丰富了中医骨科的诊断和治疗理论。

（4）麻醉药物的创新

中国用麻醉剂的历史，最早可见于《五十二病方》，其中记载到用乌头作麻醉药物。《神农本草经》关于乌头的记述，也有乌头汁涂箭头，射杀禽兽的记载。东汉末年，华佗发明了麻沸散，这是最早有确切记录的全身麻醉剂。唐代蔺道人时期，已经使用全身麻醉法整复骨折，蔺道人称为"常用整骨药"，"用大乌头，刮去皮为细末，每服半钱，温酒调下。如未觉，再添二分药，酒下"，"又方：用乳香、没药各一两，别研，次用血竭、自然铜、无名异、醋煮黄木鳖子各一两，地龙二两，并为末，蜜丸如龙眼大，嚼烂，热酒咽下，俟了，用生葱嚼解"，这里起麻醉作用的主要是草乌和木鳖子。木鳖子，根据《本草纲目》记载有小毒，主治折伤，消结肿恶疮，生肌，止腰痛。现代研究也证明草乌、木鳖子有镇痛作用。北宋有使用曼陀罗花酒服麻醉的经验，因此宋元时期主要运用曼陀罗花和川乌、草乌麻醉。这些药物含有东莨菪碱、乌头碱等生物碱，有镇痛、抗炎和中枢镇静作用。危亦林制作了"草乌散"作麻药，言草乌散"治伤损骨节不归窠者，用此麻之，然后用手整顿"。草乌散包括猪牙皂角、木鳖子、紫金皮、白芷、半夏、乌药、川芎 、当归、舶上茴香、坐拿草、草乌、木香等，研末服用。对"诸骨折、骨碎、出臼者，每服 2 钱，好红酒调下，麻倒不识痛处"，可见此为全身麻醉药物。

在麻醉药物使用的过程中，危亦林注意控制用药剂量，以如酒醉为度，不可过多。对全身麻醉，若见麻不倒者，可立即添加曼陀罗花和草乌各 5 钱，加酒调服，切不可过多，体现了麻醉用药的慎重。

（三）刘完素学术思想影响

刘完素为金代河间人，为金元四大家之首，毕生重视《内经》理论的研究与发挥，对《内经》火热病证进行深入研究，提出新的见解，创立脏腑六气病机、玄府气液理论、"六气皆从火化"等学说，改变了治外感病一味用辛热药物的方法，主张寒凉药的应用，临证注意开发郁结，宣通气液。

1. 刘完素火热证学说对危亦林的影响

刘完素生活的金元时代，热病流行。在此之前医家多宗仲景之法，辛温解表治疗外感疾病。但是辛温之法在当时多难于见效，而且多生变证。刘完素体会到火热致病的普遍性，在《黄帝素问宣明论方·热总论》中指出："夫热病者，伤寒之类也。人之伤于寒，则为病热。寒毒藏于肌肤，阳气不行散发，而内为怫郁，故伤寒者，反病为热，热虽甚不死。"即伤寒发热是最常见的热病，多从六经中的巨阳开始。除外感热病外，刘完素也注意到脏腑热病，在"热总论"中刘完素详细分析了"五脏俱热"的不同表现，如肝热左颊先赤，心热颜先赤，脾热鼻先赤，肺热右颊先赤，肾热颐先赤等。其将内热证分五脏辨证，各有一系列辨证症状依据，如肝热小便黄、腹痛多卧、身热，热争则狂惊、胁满、手足躁而不得安卧等。在五脏热证中，刘完素最重视肾阴虚而心火旺的热证，认为可以变生头面昏眩、皮肤瘙痒、筋脉拘挛、口舌生疮、健忘怔忪、烦躁多睡等多种症状。除外感、五脏热证，还有劳损导致的热病，如心志不宁、虚羸困倦、色黑齿宣，甚至三消证等。可见刘完素治热病的思路是分外感、五脏热证和劳损热证来论治的。

危亦林治疗热证的思想分散在伤寒、时疫、呕吐、喘急、泄泻、下痢、秘涩、胀满、失血、诸淋、积热、心恙、痨瘵、肿满、头痛、疮疹等病症门中。他对热证的辨治也有外感、脏腑、虚损等的不同分类。

（1）伤寒热证分表里深浅不同论治

刘完素将伤寒热证从表里分治，将伤寒病分表证、半表半里证、里证3种，表证用发汗法，半表半里用和解法，里证用下法。他将伤寒视为热证，主用辛凉之剂，开创了从辛温解表到辛凉解表的过渡。在《素问玄机原病式·火类》中提到辛凉和甘寒之剂可以解表，"甘草、滑石、葱豉等发散最妙"。解表并不只能用辛温，只要怫郁热结开通，则自然热蒸而自汗出，"表热服石膏、知母、甘草、滑石、葱豉之类寒药"，仍然能"汗出而解"。对于半表半里之证，刘完素仍以宣通怫郁为主，以小柴胡汤发汗和解，热甚用大柴胡汤下之，热极用小承气汤、调胃承气汤、大承气汤。发黄用茵陈蒿汤，结胸用陷胸丸。里证热极已入血分，刘完素最善用黄连解毒汤和凉膈散。

危亦林对伤寒病的治疗重在发散和祛邪，他认为伤寒法不外乎发汗法、转下法、取吐法、水渍法、葱熨法、蒸法。葱熨法和蒸法实际也是发汗法，下法、吐法为祛邪法，水渍法为物理退热法，暂时缓解高热而已。危亦林将伤寒病分阳证和阴证，阳证以发热为主，按六经三阳经分治，与仲景法同，按表里分治，与刘完素思路相似。危亦林非常重视金沸草散，认为此方可治风壅痰盛，头昏项强，伤寒时疫，壮热恶风。此方在运用中，风热壅结脏腑，腹痛便秘可以兼用葱白熨脐法；壮热心躁可加人参、白术、黄芩、生石膏，是辛散法与清热法结合。按表里传变不同，伤寒热证半表半里阶段采用小、大柴胡汤，里热内结采用小、大承气汤和败毒散等。危亦林单独将和解剂列为一门，香苏散、香葛汤、参苏饮、冲和散等多用，重视香附子、紫苏等理气药物对气机枢纽的调理。伤寒阴证为六经三阴经传变证，患者多自利不渴，脉沉细，危亦林多用温补化湿药物，如人参、干姜、苍术、麻黄、肉桂、半夏、厚朴等。对外感寒证，危亦林重视《太平惠民和剂局方》五积散的使用。五积散调中顺气，除风冷，化痰饮，危亦林几乎在所有寒性病症中都有用到它。伤寒阴证以伤太阴经为主，因此治方中少不了健脾化湿。危亦林用人参养胃汤治外感伤寒，内伤生冷，壮热憎寒证。藿香正气散重在化湿理气，四逆汤治一切虚寒厥冷，四逆散治腹痛下利，顺元散温内，麻黄升麻汤寒温并用，治手足厥逆，咽喉不利。总体来说伤寒阳证治法与刘完素有类似之处，但危亦林对伤寒阴证也颇多论述，六经辨治更为全面。

（2）脏腑热证的辨证论治

对脏腑内热证，刘完素也辨证详细，分脏腑与热邪兼证而治。在《黄帝素问宣明论方》中，就有胃热用茯苓加减汤，胃寒肠热用妙应丸，肠寒胃热用青橘皮丸，积湿热毒用消痞丸，风气怫郁用和中丸，肾阴虚、风热蕴积用当归龙胆丸等。

刘完素认为，热病可以出现多种症状，在《素问玄机原病式·热类》

中就一一列举了喘、呕、吐酸、暴注、下迫、转筋、小便浑浊、痛、疽、结核、吐下霍乱、肿胀、战栗、血溢、淋证等从热分治的思想，特别注意到了五志化火，因而惊、惑、悲、笑、谵、妄等情志异常也多从热论治。其辨治理论对后世有重要的影响，如吐酸从肝木分析，属于火盛制金，金不能平木，肝木旺而吐酸。又如，惊为"心卒动而不宁也。火主乎动，故心火热甚也"。谵和妄为多言与虚妄，皆为心火热的表现。

危亦林将热证也分脏腑论治，如脾胃门、心恙、咳嗽门、喘急门、下痢门、秘涩门、失血门都有热证治方，体现了从脾胃、心、肺、肠胃、大肠、血分治热证的思路。相比较而言，在热证治疗上，危亦林比刘完素的脏腑辨治更为细致，刘完素只分出胃热、肠热、肺热治方，"热类"论中分脏腑辨热虽详细，但有论而无方。因此，危亦林治脏腑热证的经验更具实用性。如：脾胃热证用泻黄散，治脾胃壅实，口疮多渴；枳壳丸治心腹壅滞，二便不利；橘皮竹茹汤治胃热多渴，呕哕不食。心热证用朱砂丸，治痰热阻心，潮热烦渴；洗心散治心神烦躁，涎壅咽干；泻心汤即三黄汤，治心热谵语发狂；辰砂妙香散治心气不足，意志不定，惊悸恐怖。咳嗽肺热用枳壳半夏汤，风痰壅实肺热用玉芝丸或金沸草散，肺热咯血用黄连阿胶丸。

危亦林在《世医得效方》卷八指出，"积热"病实际属于实热证，辨证从脏腑角度出发，兼顾表里、气血、虚实，列举了一系列经典方剂。如三焦积热用三黄丸，源自《千金翼方》，大黄清肠胃腑热，黄连清心热，黄芩清肺热；风热在肌表，郁生疮疖用荆黄汤，荆芥散风热，大黄涤荡腑热；一切风热郁结，气血壅滞，筋脉拘挛，口干便秘用防风通圣散；脏腑积热，痰实燥渴，用凉膈散；胃热牙宣用甘露饮；邪热内蕴，痈肿毒聚，遍身风疹用消毒犀角饮（防风、鼠粘子、犀角屑、荆芥穗、甘草）；血脉壅实，脏腑生热，五心烦热，睡卧不宁，用四顺清凉饮（大黄、赤芍、当归、甘草），危亦林指出此方加荆芥穗尤妙。

（3）治热证分清热解毒与补虚两法

刘完素对热证并未明确分虚实论治，他着眼点在于实热证，因此防风通圣散、黄连解毒汤、凉膈散、承气汤、白虎汤等清热解毒剂多用，用大黄、栀子、连翘、石膏、黄芩、寒水石、滑石、甘草等泻火解毒。但是刘完素已经注意到了虚损热证，因此对心肾不交的虚热证也有一定的阐述，养肾水、胜心火的治法最为擅长，地黄饮子即是刘完素补益肾精，使"火归水中"的名方。

危亦林论伤寒病，特意列出"阳毒"证一门，患者往往发热较重，烦闷不安，面赤发斑，肌肤隐疹。这类病证多从清热解毒论治，运用大黄、黄芩、黄连、知母、甘草、石膏、射干等药物。与刘完素清热解毒法不同的是，危亦林重视发散药与清热解毒药并用，清热药分气分、血分的不同，如升麻汤治伤寒一二日后阳毒证，咽痛发斑，狂言脉数，方中用射干、黄芩、甘草清热解毒，升麻发散表邪热毒，犀角屑清血分热毒，加人参益气强元。大黄散治阳毒恍惚如狂，既用大黄、芒硝倾泻腑热，又加木通、甘草泻热解毒通小便，邪热可从二便出，同时加桃仁化瘀，防治血热内结。升麻汤治阳毒在表，大黄散治阳毒内结。对其他阳毒证，葛根橘皮汤治冬温春夏发作，发斑心闷，呕吐清水，清热宣散与调理中焦气机结合；知母桂心汤治伤寒后朝夕发热如疟，麻黄加芍药，一发散一敛阴调营，知母、黄芩加桂心，既清热又辛温通阳，寒温并用，散敛结合，治如疟发热；化斑汤中石膏、知母、葳蕤清气分、阴分之热，人参大补元气，甘草解毒，治斑毒，外清气、内凉血，内外兼治；白术散治大病后食复、劳复，健脾理气，温中化湿。对阳毒便秘证，危亦林还用蜜煎导法通便，猪胆汁方灌肠。

在清热解毒方面，危亦林借鉴了刘完素治热证的思想，但是比刘完素方药的运用更多、更全面，药物配伍更有实用性。

从危亦林治痨瘵病的热证门，可略窥其虚损热证治疗之一斑。对虚损热证，危亦林注意滋阴生津，按脏腑清热，并注意健脾补血。枳壳半夏汤治咳嗽咽痛失音；温金散治劳嗽痰血（甘草、黄芩、桑白皮、防风、茯神、麦冬、杏仁）；鳖甲地黄汤治劳热手足烦，心怔悸；阿胶丸治劳嗽唾血（阿胶、生地黄、卷柏叶、山药、大蓟根、五味子、鸡苏、柏子仁、人参、防风、麦冬）；地仙散治骨蒸肌热，虚劳烦躁（地骨皮、防风、甘草、麦冬）。

2. 刘完素三消论对危亦林的影响

（1）刘完素对消渴病病因病机与治则的论述

关于消渴，《金匮要略》曾立专篇论述，提出消渴的病因病机主要是胃热、肾虚及肺胃津虚等。《诸病源候论·消渴病》中，论述消渴的主要症状是"渴不止，不小便"，病因多见于少壮时内服五石散类石药，或是平素多食肥甘美味，并且将消渴分为消渴、渴利、内消3种证候。刘完素重视消渴病，在《黄帝素问宣明论方》中，将消渴病列入"燥门"讨论，指出消渴的根本原因是《内经》所云"胃膈瘅热烦满，饥不欲食，或瘅成消中，善食而瘦，或燥热郁甚而成消渴，多饮而数小便"。消渴是胃热瘅证的进一步发展，以燥热为本。小便多的原因是肠胃水液运化失职，"燥热消渴虽多饮，亦必水液不能浸润于肠胃之外，汤不能止渴，徒注为小便多出"，肠胃燥热怫郁，水液不能浸润周身，是小便多的真正原因。刘完素特别指出，俗世之人多因小便数而以消渴为下焦虚冷，此说误人最多。在《素问病机气宜保命集·消渴论》中，他又将消渴分三焦论治，分上消、中消、肾消。燥在上焦，治宜流湿润燥；燥在中焦胃部，宜下之，至不欲饮食则愈；肾消为燥在下焦，应养血以肃清，分其清浊而自愈。他专著《三消论》一书，对消渴病加以阐发，认为消渴病的原因是"饮食服饵失宜，肠胃干涸，而气液不得宣平；或耗乱精神，过违其度；或因大病，阴气损而血液衰虚，阳气悍而燥热郁甚之所成也"。由于生活保养不当，就易导致消渴，如久嗜咸物，恣食炙煿，饮酒过度，年少服金石丸药，石热内蕴等。"若饮水多而小便多者，名曰消渴；若饮食多而不甚饥，小便数而渐瘦者，名曰消中；若渴而饮水不绝，腿消瘦而小便有脂液者，名曰肾消。"遂成为后来将消渴区分为上、中、下三消之宗本。刘完素认为，治消渴不能一方而通治，应分三消论治。特别要摒弃世俗上实热下虚冷之误见。

在消渴病用药上，刘完素《三消论》指出："夫燥能急结，而甘能缓之；淡为刚土，极能润燥，缓其急结，令气通行，而致津液渗泄也。故消渴之人，其药与食，皆宜淡剂。"

综合刘完素的各种著作，其治上消有神白散（滑石、甘草）、三黄丸（大黄、黄芩、黄连）、人参石膏汤（人参、石膏、知母、甘草）、绛雪散（汉防己、瓜蒌实、黄芩、黄丹）、黄芪汤（黄芪、五味子、人参、桑白皮、麦冬、枸杞子、熟地黄）、大黄甘草饮子（大豆、大黄、甘草）；中消有猪肚丸（猪肚、黄连、瓜蒌、麦冬、知母）、人参白术散（人参、白术、当归、芍药、大黄、山栀子、泽泻、连翘、瓜蒌根、干葛、茯苓、官桂、木香、藿香、寒水石、甘草、石膏、滑石、盆硝）、顺气散（厚朴、大黄、枳实）；下消有葛根丸（葛根、瓜蒌、铅丹、附子）、茴香散（茴香、苦楝）、八味丸、竹笼散（五灵脂、黑豆）等。

（2）危亦林治消渴病对刘完素学说的发挥

危亦林结合临床，融历代诸家之论，基本继承刘完素之说，将消渴病与三焦之脏对应，分为肺消、脾消、肾消三类。他对消渴病的论述，在《世医得效方》卷七大方脉的"消渴"门。危亦林对消渴的辨证治疗，兼顾肺、脾、肾三脏，具有以下两个特点：

①用药不宜偏热偏凉

危亦林和刘完素对消渴病的病因认识是一致的，认为消渴多得之"饮啖炙煿"，"酣饮过多"，或"思虑劳心，忧愁抑郁"，或"不自谨惜，恣情纵欲"，致体内"发积为酷热，熏蒸五脏，津液枯燥，血泣"，"日就羸瘦，咽喉唇口焦燥，吸吸少气，不能多语，两脚酸，食倍于常，不为气力"，"引饮无度"，"小便频数"。本病虚实夹杂，寒热互见，治疗上肺、脾、肾三消均应从滋润着眼，从平淡之品救阴助阳，而不应见热即寒凉下之，见虚即温热补之，此为大忌。故危亦林指出，消渴"用热药则热愈甚，用凉药则愈见虚羸"。具体用药方面，他多选择天花粉、麦冬、天冬、石斛、干葛、扁豆、生干地黄、茯神、知母、小麦等甘润清灵、微寒微温之品以清热泻火，养阴生津，滋涵肺、脾、肾三脏。即使如肾命火衰之消渴者，危亦林也是多用肉苁蓉、补骨脂、菟丝子、杜仲等平补药物。必用附子者，也佐以龙胆草之类苦寒药以制其辛热。虑其损伤阴津，耗竭肾阴，加剧病情，消渴多患中焦，脾胃之生机须时时顾护，故认为当慎用寒凉之品。如"丹石毒及热渴"，而非用三黄丸之苦寒泻火药物者，当炼蜜为丸，"以意测度，须大实者方用"，并依据四季变化，将黄芩、大黄、黄连三药分为大小不等的四种用药剂量。如在阳气初升之春天或阳气蛰伏之冬季，拟选小剂，恐苦寒太过而败脾胃，大凉之后而戮伤中阳。

②消渴病重视上下同治

消渴尽管可以按照病机之侧重区分为肺、脾、肾三消，但由于脏腑的整体联系，经络的上下沟通，各脏之间又往往相互影响，使消渴出现较为复杂的临床病情。如肺燥阴虚，津液失于敷布，则中焦失运，肾失滋源；脾胃热炽，则又灼伤肺津，耗损肾阴；而肾阴不足，水火不济，则使肺脾受累，终致肺、脾、肾数脏俱损，上、中、下三焦之证同时并见。因此，辨证治疗时，根据消渴的标本轻重，在判别主次的基础上，应兼顾上下而灵活施药，不能偏治一脏，不顾其余。

对于消渴的治疗用药，危亦林贯彻了消渴上下同治的思想。注重协调肺、脾、肾三脏之关系，药物配伍极为恰当。譬如，他在治疗肺消的真珠丸中，即以麦冬、天花粉、瓜蒌根汁为主药滋肺养阴，生津止渴，另配白扁豆健脾助运，知母、苦参、玄参益肾除热。脾消证用茯神丸（人参、茯神、生地黄、黄连、麦冬、枳壳、牡蛎粉、莲肉、黄芪、知母、瓜蒌根），"治消中烦热，消谷，小便数"，是对刘完素养胃生津、清热健脾思路的进一步改良。方中除运用人参、茯神、莲肉、黄芪等健脾养胃药物之外，还配伍生干地黄、麦冬、知母等滋养肺肾，分治上下，特别是黄芪、莲肉和牡蛎粉的运用，益气健脾与养阴结合。同样，他用双补丸治"肾虚水涸、燥渴劳倦"之肾消，熟地黄、肉苁蓉、菟丝子、鹿角胶等平补肾中阴阳之药为君臣，再分别佐以黄芪、薏苡仁、五味子、石斛等药同治肺、脾。

　　危亦林对消渴上下同治，肺、脾、肾并重的用药方法及见解确有实际意义，基本是对刘完素学说的发挥，但他更重视上下同治，用药中养胃阴、滋润生津之品更多，反对一味寒凉苦燥，是对刘完素治法的补充完善。特别是肾消方药的使用，更汲取了唐宋以来补肾方的精华，除了加减八味丸，还有天王补心丹、鹿茸丸、双补丸等，采用鹿茸、鹿角胶、熟地黄、牛膝、补骨脂、地骨皮、肉苁蓉、石斛、五味子、菟丝子等补肾药物，是对唐代虚损学说中补肾药物的合理吸收。相对而言，刘完素肾消方治疗思路则较为简单，危亦林的理论更切合临床实际。

（四）宋元儿科学说的影响

　　危亦林儿科学术思想，主要在《世医得效方》第十一卷"小方科"。开篇的"活幼论"是危亦林儿科思想的全面体现，对儿科病的诊断要领，惊、疳、积、热四大儿科病证的辨证要点，以及诸痫、天吊、八痢、疮疹病的病因、病机、治法都详细进行了论述。总体来说，危亦林的儿科思想，受到了钱乙、刘昉、曾世荣以及《太平惠民和剂局方》等宋元以来医家著作的影响。

1. 危亦林代表性儿科学术思想

（1）"活幼论"对小儿常见病证的凝练总结

在"活幼论"篇，危亦林用 3000 多字阐述了儿科病证的诊断要点是观形、察色、听声、切脉，引入了儿科独特的三关指纹诊断法。他阐述了儿科最常见的惊风、疳积、积滞、热证 4 大类病证的病因病机，治疗时须分冷、热、虚、实论治。论述了小儿癫痫八证的具体表现，指出治法要辨其冷热，顺气平血，豁痰除风。小儿疳积与瘵证都属于气血虚惫，脏腑受伤，源于喂养时哺乳失常，肠胃停滞，或是妄服吐下药，津液内竭所致。小儿热证分十证，有潮热、风热、积热、伤寒、麻疹、变蒸、疳热、惊热、瘅毒等。小儿八痫说源于《太平圣惠方》，治疗要点是先以去积、宽肠、通气之剂，续为之断下。小儿疮疹病机是表虚里实，根于脏腑。危亦林已经将麻疹和痘疹区分开来，认为麻疹表实里虚，根于皮肤，所患较轻，易于治疗，而痘疹为时令传染病，外感风寒，内邪积滞，治疗首尾皆不可汗下，宜温凉之剂，解毒和中安里。小儿的体质特点是脏腑脆嫩，皮骨软弱，血气未盛，经络如丝，脉息如毫，易虚易实，易冷易热。幼儿口不能言，手不能指，因此治疗难度大，极需谨慎。

"活幼论"体现了危亦林丰富的儿科治疗经验，其理论体系完整，病因病机分析严谨正确，治法治则汲取各家之长，可以看出他精研《太平圣惠方》《圣济总录》《太平惠民和剂局方》《小儿药证直诀》《幼幼新书》《活幼心书》等儿科内容，并能融会贯通，形成一家之言。

（2）小儿初生调治法

唐宋以来重视小儿初生后的调治，从《备急千金要方》到《小儿药证直诀》，甚至刘完素的《保童秘要》，都有初生调治法，主要包括拭口法、服黄连、朱砂法，治口噤、撮口、脐风法，治重舌、木舌法等。危亦林在"初生"门，列举了拭秽法、刺泡法、回气法、通便法、帖囟法等。拭秽法，是用绵裹手，蘸黄连、甘草汁擦拭新生儿口中秽物。这种方法在新生儿落地刹那进行，可以防止口中秽物吸入肺中。但是到明代张景岳时已认识到，新生儿服黄连、朱砂等苦寒有毒之物并无益处。刺泡法是小儿才生即死，急看小儿悬雍、前腭上有泡而刺之，可以紧急救活。回气法，针对初生气绝婴儿，急用棉絮包裹入怀，不断脐，纸捻蘸清油点燃热燎脐带，以待回气。这些方法很难注意卫生，极易感染，渐渐被淘汰。

危亦林还列举了噤风、脐风、撮口、不乳、变蒸治法。古代新生儿初生极易破伤风感染，引起口噤、撮口、脐风等。危亦林认为是胎中感受热气，流毒于心脾，或为风邪击搏所致。小儿胎毒说一直到明清还在流行，因而有服黄连、甘草汁、朱砂等解毒之说。危亦林能认识到脐风、口噤为风邪侵袭，已经比较先进。在治法上多用清热祛风之类药物，蜈蚣、全蝎、僵蚕类虫药和麝香类香药多用。如治噤风的辰砂膏（辰砂、硼砂、马牙硝、玄明粉、全蝎、珍珠末、生麝），方中药物解毒杀菌止痉的作用较强。治脐风的天麻丸（南星、白附子、马牙硝、天麻、五灵脂、全蝎、轻粉、巴霜）和麝香散（赤脚蜈蚣、麝香、川乌尖）都运用动物药祛风止痉，轻粉攻毒杀虫，五灵脂、麝香活血止痛。

（3）四君子汤为儿科基本方

危亦林在儿科通治方中重视四君子汤，以此方为基本方，认为可以随证加味，量儿大小使用，通治小儿伤寒、吐泻、腹胀、冷泻、乳食不下、积热上攻、大便不利、霍乱、腹痛、尿血、癫痫、惊邪、喉痹、唾血、目赤等各种病症。如小儿伤寒可用四君子汤加麻黄、豆豉、北柴胡；小儿积热上攻用四君子汤加茅根、淡竹叶、甘草；小儿赤痢加罂粟壳、乌梅；白痢加罂粟壳、白姜；惊邪加薄荷、朱砂、犀角、人参等。这些都体现了危亦林重视小儿脾胃的保养，健脾为本，用药柔缓，不戕伐小儿脾胃。

（4）对小儿热证辨治细致全面

危亦林对小儿热证的分类，参考了元代曾世荣的《活幼心仪》分类法，分潮热、惊风热、伤积热、麻豆热、变蒸热、疳热、痒毒热、胎热、骨蒸热，以及实热和虚热。治疗小儿发热，危亦林基本不用大黄、芒硝、黄芩、黄连等大剂苦寒药，注重石膏、薄荷、天竺黄、郁金、天花粉、麦冬等甘寒轻润、除热化痰类药物的使用。如治潮热的甘露饮（寒水石、石膏、郁金、甘草、薄荷）、天竺黄散（瓜蒌根、甘草、郁金、天竺黄、连翘、防风、牙硝），不多用苦寒，反而照顾小儿多风热外感，痰热内盛的特点，祛风、清热、化痰，清热不忘养阴生液。对小儿实热证，危亦林基本沿用钱乙五脏辨证法，如导赤散、泻白散、泻黄散、凉肝丸，也是对钱乙名方的运用。对小儿虚热，用地骨皮散（知母、柴胡、甘草、人参、地骨皮、赤茯苓、半夏）、甘露饮子（天冬、麦冬、熟地黄、枇杷叶、枳壳、生地黄、黄芩、石斛、山茵陈、甘草）等，以柴胡、地骨皮、知母清虚热，天冬、麦冬、生地黄、石斛养阴生津，稍加人参补气强元。此法适合小儿易虚易实，体质娇弱的特点。在各种热证方药中，危亦林重视人参羌活散的使用，用来治疗小儿壮热涎潮、牙关紧闭和阳证风痫等各类热证，方中柴胡、地骨皮清热养阴，独活、羌活、天麻祛风，人参、川芎、茯苓、甘草健脾活血，前胡、桔梗疏理肺气，枳壳宽肠下气，共理气机枢纽。危亦林认为，小儿热证多外感风邪，风热相搏，化痰阻气，血热内焚，因而用人参羌活散，补中与祛邪相结合，清热不伤脾胃，肺脾同治，适合小儿。

2. 钱乙儿科思想对危亦林的影响

钱乙，字仲阳，北宋儿科医家。精研《内经》《伤寒论》《神农本草经》《颅囟经》等医书，博闻多学，医术精湛，名闻朝野，尤精于儿科。元丰年间为长公主治病有功，授翰林医学，赐绯，后升迁至翰林医官太医丞。其医方医论较多，有《伤寒论指微》《婴孺论》等，多数散佚。其后，阎孝忠幼时体弱多病，受钱乙治疗得愈，后仰慕钱乙医名，广泛收集民间散在的钱乙方论，精心校勘删订，汇编成《小儿药证直诀》3卷，上卷医论，中卷病案，下卷诸方，卷末附录阎孝忠自己收录的方剂。此书是我国现存最早的儿科专著，约成书于1119年，至今仍是中医儿科工作者的必读之书。

（1）钱乙小儿脏腑说与危亦林的元气虚实说

钱乙认为，小儿的生理特点，是"五脏六腑，成而未全，全而未壮"；从病机上来说，"脏腑柔弱，易虚易实，易寒易热"。因此，用药重在柔润而不能峻猛。钱乙重视小儿脾胃虚弱和肾虚，肾虚的原因是"胎气不成，则神不足"，先天不足则后天难养，因此创立治疗小儿"肾怯失音，囟开不合，神不足，目中白睛多，面色㿠白"证的地黄丸，是将《金匮》八味肾气丸化裁为六味地黄丸，成为后代治疗肾阴虚证的名方。危亦林也认为，小儿体质较弱，疾病难治，但他进一步认识到小儿体质的强弱有先天性质，主要来源于所禀受的父母元气。《世医得效方·小方科·活幼论》提到，"小儿禀父母元气而生成，元气盛则肌肤充实，惊、疳、积、热无由而生，风寒暑湿，略病即愈。元气虚则体质怯弱，诸证易生，所患轻则药能调治，所患重则可治者鲜"。

（2）钱乙儿科诊断法对危亦林的影响

自古以儿科为"哑科"，问诊不易。钱乙重视小儿色脉的诊察，初步总结了小儿脉法，简单实用，指出"脉乱，不治。气不和，弦急。伤食，沉缓。虚惊，促急。风浮，冷沉细"。钱乙重视小儿望诊，尤其是开创了面上证和目内证的观察诊断，指出"左腮为肝，右腮为肺，额上为心，鼻为脾，颏为肾。赤者，热也，随证治之"；目内证主要分辨颜色，"赤者，心热，导赤散主之；淡红者，心虚热，生犀散主之；青者，肝热，泻青丸主之；黄者，脾热，泻黄散主之；无精光者，肾虚，地黄丸主之"。

危亦林在儿科诊断中，使用"观形、察色、听声、切脉"四法。观形，重在观察小儿眼睛，"若两眼无精光，黑睛无运转，目睫无锋芒，如鱼眼、猫眼者不治"。察色，主要沿袭钱乙五色配五脏说，"若面目俱青，眼睛窜视，此为惊邪入肝。面红眼赤，惕惕夜啼，则惊邪入心。面青恶叫，啮奶咬牙，乃惊邪入肾。面色淡白，喘息气乏，则惊邪入肺。面黄，呕吐不食，虚汗多睡，乃惊邪入脾"。听声，主要听惊啼之声的浮沉，浮者易治，沉者难治。切脉法论述比较少，以小儿辨脉不易，仅能大概辨虚实，细迟为虚，洪数为实，另外"一指定三关"，以及辨指纹法也为危亦林所重视，这是借鉴南宋刘昉的思想。

（3）钱乙五脏辨证法对危亦林的影响

钱乙对小儿疾病采用五脏辨证法，突出儿科各种外部症状与内部脏腑的联系。在《小儿药证直诀·脉证治法》中，列有"五脏所主""五脏病"，以及"肝热""肺热""心热""心实""肾虚"等辨证理论，是对《内经》理论的发挥。如指出"心主惊，实则叫哭发热，饮水而搐，虚则卧而悸动不安。肝主风，实则目直，大叫，呵欠，项急，顿闷；虚则咬牙，多欠，气热则外生气，气温则内生气。脾主困，实则困睡，身热饮水；虚则吐泻生风。肺主喘，实则闷乱喘促，有饮水者，有不饮水者；虚则哽气，长出气。肾主虚，无实也。惟疮疹，肾实则变黑陷"。以小儿五脏所主为纲，结合虚实来辨证，特别指出小儿肾无实证，以虚证为主。在五脏辨证的基础上，钱乙发明了益黄散、泻白散、地黄丸、泻青丸、导赤散等五脏补泻方剂，对儿科内伤病的发展做出了卓越的贡献。金元时期的张元素，在《医学启源》中继承了钱乙脏腑辨证的思想，将脏腑辨证法广泛应用，并在五脏辨证基础上再分寒、热、虚、实、表、里、标、本等，将疾病辨证理论进一步系统化。

危亦林在儿科辨证时，普遍运用五脏辨证法，特别是疳积和热证。疳积病的辨治，参照钱乙之法，五脏分别对应五种疳积证。危亦林对小儿热证分析非常详细，有潮热、惊风热、伤积热、变蒸热、实热、虚热等，其中将实热证与五脏相联系，导赤散治心热，泻黄散治脾热，泻白散治肺热，凉肝丸治肝热，八正散清心利二便，洗心散治心神烦躁热极之证，皂角膏泻肾热。

（4）钱乙重视脾胃说对危亦林的影响

钱乙认为小儿虚羸的常见原因，多是"脾胃不和，不能食乳，致饥瘦"（《小儿药证直诀·脉证治法·虚羸》），因此重视小儿脾胃的护养。特别是小儿疾病，寒温失宜最伤脾胃，"小儿易为虚实，脾虚不受寒温，服寒则生冷，服温则生热，当识此勿误也"（《小儿药证直诀·虚实腹胀》）。即使是治疗其他脏腑的病证，也注意顾护脾胃，如钱乙治东都张氏9岁孙肺热证，认为"凉药久则寒不能食，小儿虚不能食，当补脾。候饮食如故，即泻肺经，病必愈矣"（《小儿药证直诀·记尝所治病二十三证》），实脾然后泻肺，体现了重视小儿脾胃虚实的思路。小儿疳积，钱乙认为是脾胃虚弱而亡津液的结果，小儿胃气不和，面䀖白无精光，口中气冷，不思饮食，或是胃冷虚，瘦弱，面䀖白色，都应当补脾，皆可益黄散主之。其他如吐泻、发热、虚羸、积滞、伤食、腹胀、慢惊、虫症等小儿常见病，都和脾胃虚弱有关，并创立益黄散、白术散、当归散、异功散、使君子丸等脾胃名方。钱乙重视脾胃的观点，直接影响了易水学派张元素、脾胃学派李杲等医家。

危亦林在各种常见儿科病症中，都重视小儿脾胃的保养。如噤风证是"胎中感受热气，流毒于心脾"，其选用益脾散，和胃进乳消痰；小儿疮疹病通治方，选用异功散、白术散，清神生津，除烦止渴；疟疾愈后，用参苓白术散调理脾胃；用于小儿痞结症的枳实理中丸，治虚气痞塞，胸膈留饮，聚水腹胁，或加胀满；霍乱用白术散，治胃气不和，脾气虚弱，发为吐下；小儿疳积中选方肥儿丸，治疗诸疳多因缺乳，吃食太早，或久患脏腑，胃虚虫动，日渐羸瘦，腹大不能行，发竖，发热无精神。

在《世医得效方》第十二卷小方科中，专列"脾胃"一门，选方8首，为儿科脾胃病使用率较高的方剂。白术散（人参、茯苓、白术、藿香叶、木香、甘草、葛根）源于钱乙方，温脾养胃，正气，理泄热。"胃热烦渴，不问虚实，并宜服之。"钱乙阿胶散（阿胶、鼠粘子、马兜铃、甘草、杏仁、糯米），治虚热作渴。使君子丸（厚朴、陈皮、甘草、诃子、使君子），正脾助胃。六神汤（嫩黄芪、白扁豆、人参、白术、茯苓、粉草），理脾胃虚，止吐泻，进饮食，养气。益黄散（钱乙方），治脾疳及脾胃虚弱，腹大身瘦。醒脾散（人参、白术、豆蔻、甘草、干姜、藿香），健脾醒胃。源自《太平惠民和剂局方》的观音散（人参、白术、扁豆、白茯苓、冬瓜子仁、酸枣仁、甘草、藿香、枳壳、紫苏叶、木香、石莲肉、嫩黄芪），治脾胃不和，脾困，下泻过多，不思饮食，乳食不化，精神昏慢，四肢困冷。这些方子对儿科脾胃病的调护都有深远的影响。

（5）钱乙急惊慢惊说对危亦林的影响

小儿急惊，最早也称"惊厥""惊痫"或"风痫"，在巢元方《诸病源候论》里已有论及，认为壮热可使小儿惊痫，风邪所中，或伤风可发为风痫。急惊发作一般有先兆，孙思邈在《备急千金要方》里列举了20多种小儿惊厥将发的征兆，如眼不明而上视，喜见阳光；目闭面青，时而小惊；目瞳忽大，黑于寻常；弄舌摇头等。急惊治疗不当，往往留下残疾或后遗症，因此历代儿科医生都十分重视。对小儿慢惊的认识，则是从钱乙、阎孝忠等宋代儿科医生开始的。慢惊原因较多，有急惊转成，或吐利不止，或久痢气脱，或伤寒、虫积等。北宋仍以慢惊为难治之证，《圣济总录》中提到："小儿慢惊风者，手足瘈疭，头目摇动，牙关噤紧，神情如醉，休作有时，潮搐不定，若见气高鱼口，泄汗遗尿者，在所不治。"

钱乙对儿科急惊、慢惊阐述较为详细，认为急惊可因闻大声或受惊吓导致，其本质原因在于"热生于心"，"身热面赤引饮，口中气热，大小便黄赤，剧则搐也。盖热盛则风生，风属肝，此阳盛阴虚也。故利惊丸主之，以除其痰热（《小儿药证直诀·急惊》）"。钱乙以痰热为急惊的根本病机，慢惊则在脾胃虚损。慢惊"因病后或吐泻，脾胃虚损，遍身冷，口鼻气出亦冷，手足时瘛疭，昏睡，睡露睛。此无阳也，瓜蒌汤主之（《小儿药证直诀·慢惊》）"。急惊重在凉泻，慢惊在于温补。钱乙的贡献在于，将惊证与痫证区别开来，而且指出了急惊与慢惊的区分，两者的病因病机有根本的不同。

危亦林论述小儿惊症时，比钱乙分型更细，分冷、热、虚、实四证。"冷则燥之，虚则温之，实则利之，热则凉之。"他也参考了钱乙急、慢惊的分类，认为急惊的治则是"通关截风，定搐去痰，其热尚作，则当下之，一泄之后，又急需和胃镇心，不可过用寒凉等剂"。这里显然也认为急惊以痰热为病机，但钱乙用大青膏、利惊丸、泻青丸治急惊，重在清热、息风、除痰、泻肝，对急惊抽搐热甚者也用镇心清热类麝香丸、镇心丸、至宝丹、紫雪丹等，使用大黄、朴硝的情况稍少，其目的也是利下痰热。通过比较可以发现，钱乙治急惊重在风痰热，脏腑辨证以心、肝为主，而危亦林认为急惊多痰热，先用泻下法救急，再和胃镇心。危亦林之法，也注意了慎用寒凉，顾及脾胃。在急惊的方药中，危亦林所选大青膏、利惊丸、小钩藤饮，以及涂囟法、浴体法等，皆是对钱乙经验的保留，其他安神丸、来复丹等则源自《太平惠民和剂局方》。

对于慢惊，危亦林认为"宜于生胃气药，和以截风定搐，不可太燥"，"慢脾十救一二，只当生胃回阳"。他对慢惊和慢脾风的认识与钱乙一致，以脾胃虚为本。钱乙用白术散、瓜蒌汤、宣风散、温白丸等健脾和胃，祛风治慢惊。危亦林则反对慢惊滥用峻猛药，指出小儿虚痰上攻，呼吸气粗，脉来浮数之时，如果"错认阳气已复，直与峻药下痰"，必不可救。对于虚痰，尤需保养其气，可与苏合香丸、白丸子之类。

危亦林对小儿惊风的治疗，还是延续了宋元喜用香药、动物药的习惯。尤其治慢惊时，如防风丸用到全蝎、僵蚕、雄黄、麝香等，小钩藤饮用到全蝎、麝香，慢脾风有蝎附散（全蝎、附子、木香等）。这与当时治惊风证重在搜风有关，这是用药的时代弊端，现代中医需参考斟酌使用。实际上，元代就已经认识到了使用这类药物的不妥。如曾世荣《活幼心书·明本论》就提及："愚常感慨诸人，每见惊风搐作，不明标本，混为一证，遽然全用金石、脑、麝、蜈、蚕、蛇、蝎大寒搜风等剂投之，耗伤真气，其证愈甚，多致弗救。"曾世荣主张小儿多啼哭，其气蕴蓄，升降外泄不调则作搐，因此用枳壳、枳实类药物，如宽气饮即可。

（6）钱乙疳积病思想对危亦林的影响

"疳"证之名，来源于《素问·奇病论》所云："数食肥，令人内热；数食甘，令人中满。"疳积属于慢性消化不良性疾病，古人认为"儿童二十岁以下其病为疳，二十岁以上其病为痨"。主要特点是消化不良，身体瘦弱，病情属于慢性。总的病机是血气虚惫，肠胃受伤。古代疳积病多按五脏或局部症状划分，如肝疳、心疳、肾疳等，以及走马疳、口疳、眼疳、鼻疳、疳湿等。

钱乙对小儿疳积的认识，是首先分内外疳。"疳在内，目肿，腹胀，利色无常，或沫青白，渐瘦弱，此冷证也"（《小儿药证直诀·诸疳》），内疳以腹胀、泄泻、瘦弱为主要症状，多属于冷证。"疳在外，鼻下赤烂，自揉鼻，头上有疮不着痂，渐绕耳生疮。治鼻疮烂，兰香散；诸疮，白粉散主之。"外疳以头面五官部的长疮溃烂为主。钱乙还将疳积用五脏辨证法分类，以补为主。肝疳，白膜遮睛，用地黄丸；心疳，面黄颊赤，身壮热，用安神丸；脾疳，体黄腹大，食泥土，用益黄散；肾疳，极瘦，身有疮疥，用地黄丸；筋疳，补肝，也用地黄丸；肺疳，气喘用益黄散；骨疳，喜卧冷地，当补肾，用地黄丸。钱乙认为，疳积属于脾胃病，脾胃虚弱而亡失津液。小儿疳积的形成与吐泻久病有关，也多与误治有关。小儿潮热属虚证时，医生滥用大黄、芒硝利之，津液内亡而成疳证，因此硝黄之类峻下之药当忌。"小儿之脏腑柔弱，不可痛击，大下必亡津液而成疳"（《小儿药证直诀·诸疳》），应以补母泻子之法为主。疳积的辨治，要区分冷、热、肥、瘦。初病为肥热疳，用胡黄连丸；久病为瘦冷疳，用木香丸。

危亦林认为，小儿疳积与痨病一样，都是气血虚惫导致脏腑受伤，因此有肝、心、脾、肺、肾五疳，其中最危险的是肾疳，"惟肾疳害人最速者，盖肾虚受邪热，疳气奔上焦，故以走马为喻；初作口气，次第齿黑，盛则龈烂，热血迸出，甚则齿脱，宜急治之，纵得全活，齿不复生"（《世医得效方·活幼论》）。他将走马疳归为肾疳，以邪热伤肾，外见口腔急症为特点，属于危险之候。在小儿"诸疳"门的选方中，按五脏疳来列方，如大安神丸（人参、茯苓、甘草、僵蚕、白术、桔梗尾、辰砂、全蝎、金银箔、麦冬、木香、酸枣仁）治心疳，益黄散治脾疳，生熟地黄汤（生地黄、熟地黄、川芎、赤茯苓、枳壳、杏仁、川黄连、半夏曲、天麻、地骨皮、甘草、当归）治肝疳，清肺汤（桑白皮、紫苏、北前胡、黄芩、当归、天冬、连翘、防风、赤茯苓、北梗、生地黄、甘草）治肺疳，地黄丸治肾疳，铜青散（铜青、麝香、马牙硝、川白芷）治走马疳。危亦林治五脏疳基本沿用了钱乙方，只是肺疳治法稍有不同。钱乙认为"肺疳，气喘，口鼻生疮，当补脾肺，益黄散主之"（《小儿药证直诀·诸疳》），体现补母泻子的思想，而危亦林用清肺汤，清热为主。

危亦林对疳积病的分型比钱乙详细得多。《圣济总录》已经有二十四疳的分型。危亦林不仅分五脏疳，还分热疳、冷疳。热疳用胡黄连丸、五福化毒丹，皆源自《太平惠民和剂局方》，冷疳用至圣丸。还有走马疳用铜青散，蛔疳用下虫丸，脊疳（虫蚀脊背，身热羸黄，烦热下痢，脊骨如锯齿）用大芦荟丸，脑疳（头皮光急，满头饼疮，脑热发结）用龙脑丸，干疳

（瘦悴少血，舌干，目睛不转，干啼，身热，皮燥，干渴）用保童丸，疳痢（冷热不调，五色杂下，里急外重）用木香丸，疳胀（虚中有积，腹胀）用褐丸子，疳痨（嗽喘不定，虚汗骨蒸，渴而腹泻）用黄芪汤、鳖血丸等。在疳积通治方中，危亦林主用蟾酥丸、肥儿丸、六神丸等，皆为《太平惠民和剂局方》名方。

（7）钱乙疮疹病思想对危亦林的影响

古代儿科所说的疮疹病，类似于现代的天花、麻疹、水痘等急性传染病。天花又称"疫疠疱疮""天疮""麻痘""豌豆疮"等。葛洪在《肘后备急方》里最早提到："比岁有病，天行发斑疮，头面及身，须臾周匝。状如火疮，皆戴白浆。随决随生，不即疗，剧者数日必死。疗得瘥后，疮瘢紫暗，弥岁方灭。"唐代王焘在《外台秘要》里说："此疮重者匝遍其身。若根赤，头白，则毒轻；若色紫黑，则毒重。其疮形如豌豆，亦名豌豆疮。"可见唐代已经区别出红色头白的轻型天花，以及紫黑色的重型出血性天花。据今人高镜明在《古代儿科疾病新论》中考证，宋代以来已经能将天花和水痘区别开来。如天花发热三日后出痘，而水痘为发热后一二日出水疱；天花疮皮厚，坚实碍手，水痘薄，不碍手，水疱样；天花渐肿而灌脓浆，水痘逐渐变白，有淡淡水浆；天花发病重，水痘发病轻等。麻疹在唐代已有论述，钱乙在《小儿药证直诀·疮疹候》中提到："小儿疮疹病，面燥，腮赤，眼红，呵欠，顿闷，咳嗽，喷嚏，乍凉乍热，手足稍冷，夜悸多睡，皆为疮疹候证。此天行之病也。"这里的疮疹候，为麻疹初起的症状。当时的儿科医家董汲、陈文中等也专列疮疹病，其实是将天花、水痘、猩红热、麻疹等流行病归为一类论述。疹与痘截然分立是在朱丹溪时，他所著《原痘赋》和《原疹赋》，分别阐述了天花和麻疹的诊治。

钱乙认为，"疮疹由于胎毒，五脏受毒深浅不同，故各有一证，肝为水疱，肺为脓疱，心为斑，脾为疹，毒归于肾，则疹变黑（《小儿药证直诀·疮疹候》)"。这里钱乙仍用五脏辨证法，所说"肝为水疱"似指水痘，"肺为脓疱"似指天花，"心为斑"似指猩红热，"脾为疹"似指麻疹，变黑的肾毒疹似乎为重症天花。因此，在钱乙的时代虽然还没有独立认识到天花、麻疹等流行病的本质，但是已经开始有所区分了。这些流行病的季节性明显，钱乙观察到"春为脓疱，秋为斑子，冬为疹子"。钱乙之后的董汲，幼时患天花受钱乙救治，因此从医后著《小儿斑疹备急方论》，是论述小儿发疹热的第一部专著。董汲继承发挥了钱乙的儿科思想，并有所创新。董汲批评世俗之医治疗斑疹误用热药发之，致使疹出愈难，转生热证，又用下法，邪气益深。正确治法是"大率疹疮未出即可下，已出即不可下，出足即宜利大小便"(《董氏小儿斑疹备急方论》)，常用治方有升麻散、白虎汤、紫草散、抱龙圆、牛李膏等。此后的宋太医局良医陈文中著《小儿痘疹方论》，重视小儿痘疹性流行病。南宋以后由于天花流行，逐渐重痘而轻麻，元末开始麻痘并重，大致可反映疫情交替盛衰情况。

钱乙对疮疹病的认识如下。一是意识到疮疹病属于天行病，是一种流行病。二是确定了基本治则，"惟用温凉药治之，不可妄下及妄攻发"。三是将疮疹病分五脏辨治，"故疮疹之状，皆五脏之液。肝主泪，肺主涕，心主血，脾为裹血。其疮出有五名：肝为水疱，以泪出如水，其色青小。肺为脓疱，如涕稠浊，色白而大。心为斑，主血，色赤而小，次于水疱。脾为疹，小次斑疮，其主裹血，故赤色黄浅也，涕泪出多，故脓疱水疱皆大。血营于内，所出不多，故斑疹皆小也"。四是将疮疹病的病因归为胎毒，"小儿在胎十月，食五脏血秽，生下则其毒当出"，当然这种观点现代看来是错误的。五是分辨了疮疹候的轻重，"凡疮疹若出，辨视轻重。若一发便出尽者，必重也；疮夹疹者，半轻半重也；出稀者轻，里外微红者轻；外黑里赤者微重也；外白里黑者大重也；疮端里黑点如针孔者势剧也。青干紫陷，昏睡，汗出不止，烦躁热渴，腹胀，啼喘，大小便不通者，困也"（《小儿药证直诀·疮疹候》）。

对疮疹病的治疗，钱乙认为疮疹以出为顺，有大热时当利小便，有小热者应解毒；黑紫干陷者用百祥丸下之，疮疹不黑不能随意下之；一般疮疹宜解毒，不可妄下，否则内虚而归于肾。常用药物为百祥丸（红牙大戟反复水煮曝干）和宣风散（槟榔、陈皮、甘草、牵牛）。疮疹中的斑疹，能令人作搐，热扰心神，因搐成痫。斑疹为心肝风热相搏，治疗当泻心肝，用瓜蒌汤。

钱乙还特别认识到疮疹与斑疹伤寒的区别，伤寒必恶寒兼发热，疮疹则面燥而昏倦四肢冷，伤寒宜发散，疮疹应温平，大热者解毒。

危亦林治疗小儿疮疹病思想，见于《世医得效方》第十一卷。他在"疹疮"门中，将这类疾病分为表解虚证、热证、发出、发胀、救陷、催干、护眼、消毒、通治九类治方，许多方剂来源于钱乙方。危亦林的治疗经验，在钱乙解毒、宣利、透疹等思想基础上又进一步系统化。

一是表虚清热宣发。他主用参苏饮治疮疹已发未发，潮热，痰嗽，脸赤，手足微冷，煎时加生姜、葱白、山楂子根等，借鉴了伤寒发散法。另一方惺惺散为元代曾世荣《活幼心书》方，治发热头痛，欲作疹疮。原方曾氏用于治伤风伤寒，痰嗽咳逆，理虚和气，宁心清肌，止啼去烦，利咽膈，解失音（《活幼心书·信效方》）。

二是透疹重用紫草。钱乙的紫草散用钩藤、紫草茸发斑疹。危亦林透疹有紫草散、加味四圣散、紫草木香汤、紫草木通汤、快斑汤、黄芩甘草汤等，紫草用得最多。危亦林的紫草散，用紫草、芍药、麻黄、当归、甘草，解毒透疹与宣发、敛阴和营结合，治法更全面。特别是紫草与木通成为出现频率较高的药对，体现了透疹与清火利湿热结合，邪热从小便出的特点，是受钱乙大热利小便、小热解毒思想的影响。其次是紫草与蝉蜕配伍，在加味四圣散和快斑散里都有体现，紫草清热消斑解毒力强，蝉蜕祛风除热，一个入血解毒，一个外散风热，宣发配合得力。

三是救陷从肾论治。钱乙认为，疮疹发黑为邪入于肾，是病难治的表现。危亦林选用加味宣风散治肾虚证，疮疹变黑，此方是在钱乙宣风散基础上加青皮，气怯者还加南木香一味。服后可先下黑粪，次下褐粪，后以四君子汤加厚朴、木香、陈米汤服，和胃，待粪黄，疮自然微出，再用胡荽煎酒敷身，则可完全救陷发起。五福化毒丹（生地黄、熟地黄、玄参、天冬、麦冬、甘草、甜硝、青黛）也是沿用钱乙常用方，源自《太平惠民和剂局方》。钱乙用其治疮疹余毒上攻口齿，躁烦，咽干，口舌生疮，也用治蕴热积毒，惊惕狂躁。

四是治疮疹注意护眼。危亦林用神应膏（黄柏、真绿豆粉、甘草、红花）治疮疹正发时，预防豆花入眼生翳。蝉菊散（蝉蜕、白菊花）治斑疮入目，或病后生翳障，这里主要是防止天花引起眼睛翳障的并发症。决明散、密蒙花散（密蒙花、青葙子、决明子、车前子）等，为眼科通用方。危亦林还注意到一些民间的简便治法，如浮萍阴干研末服用，羊肝捣碎加水服用等。

五是解毒从血分、气分、余毒等角度分治。在"解毒"方证中，危亦林用加味犀角饮，治小儿热毒入血分，壮热心烦，疮疹出而不透证。钱乙也用犀角丸治三焦邪热，脏腑蕴毒，但犀角与黄连、大黄等配伍。危亦林的加味犀角饮，是将元代曾世荣治急惊风毒的消毒饮（牛蒡子、荆芥穗、甘草）加犀角、麦冬、桔梗、防风、升麻而成，既散风热，又入血分清热，养阴生津。射干汤（鼠粘子、升麻、甘草、射干）治疮疹后身壮热，便秘，咽喉痛，口舌生疮，是从表证气分清热解毒。连翘饮（连翘、瞿麦、荆芥、木通、车前子、赤芍、当归、防风、柴胡、滑石、蝉蜕、山栀、黄芩、甘草），治疮疹壮热，小便不通，余毒未解，实际仍是受钱乙清气分热与利小便结合的思想影响。

六是防止皮肤溃烂独有心得。危亦林认为，疮疹溃烂皮肤受损，一旦调治不当，容易留下皮肤瘢痕。黄牛粪干敷，黄土末干敷，可防止皮肤化脓溃痛。口疮发作，可用五福化毒丹。"疮欲成痂，频以面油乳酥清蜜润之"，"若干硬已久，必成瘢痕。如茶醋、如猪肝猪血之属，妄与食之，则已脱之迹，必为之暗惨。然而疮痂已脱，肌肉犹嫩，不可盥洗太早，亦不可以手加之"。"大抵调顺血气，温和脾胃，均平冷热，则疮出为甚易"。

从危亦林治疗疮疹病的经验来看，他继承了钱乙的思想，但是更注意气血的调和，脾胃的调养。在通治方中，危亦林选用了木香散、异功散、白术散、人参麦门冬散等，健脾理气、调养脾胃的思想贯穿其中，这是钱乙小儿气血旺则疮疹易治思想的实践。

（五）唐宋妇科学说的影响

1. 唐宋妇科学术的发展

早在《内经》时代，中医妇科的理论框架已经基本建立，《难经》《金匮要略》又从不同角度，丰富了中医妇科学的理论和临床学基础。《内经》论述了女性的解剖与生理特点，强调了冲任督脉与妇科疾病的关系，指出"妇人之生，有余于气，不足于血"的特点（《灵枢·五音五味》），妇科疾病当"谨察阴阳所在而调之，以平为期"（《素问·至真要大论》），"得时而调之"（《素问·八正神明论》）。《难经》强调女性以调理气血为本，首次提出"命门"学说和奇经八脉说，并重视妇科望诊。《金匮要略》中的妇人三篇，即妊娠、产后、杂病脉证并治三篇，原文45条，载方40首，包括了经、带、胎、产、杂病等主要妇科常见病，辨证论治严谨，留下了大量经方。如对妊娠恶阻、呕吐、腹痛、胞阻、妊娠水肿、眩晕、产后中风、热入血室、闭经、脏躁、梅核气等病症的理、法、方、药有详细经典的阐述。

唐代妇科思想取得了较大的发展，《备急千金要方》首重妇科，另外《经效产宝》一书为咎殷所著，是我国现存最早的产科专著。它是作者在遍访名医、收集验方的基础上写成的，共3卷41论，分妊娠病、难产、产后病三大类，所列方药简易适用。妊娠病包括妊娠呕吐、胎漏、胎动不安、数堕胎、胎死腹中、小便淋沥、大便秘结、妊娠水肿等；难产包括催产方药、死胎不下、产程过长、胎衣不下等；产后病有破伤风、产后虚脱、产褥感染、产后腹痛、出血不止、乳痈、乳疮等。

南宋陈自明于1237年著《妇人大全良方》，为集宋以前名医、名著之妇产科证治精华。陈自明三世业医，精于女科和外科，曾任建康府明道书院医学教授，他在诊疗实践中感到妇科医书"纲领未备，散漫无统"，因而决定博采众家之长，附以家传经验方，编成《妇人大全良方》。此书分调经、众疾、求嗣、胎教、妊娠、坐月、产难、产后八门，共266论，论述妇科病证200多种，列方1118首，医案48例，是一部系统的综合性妇科专著，文献价值高，突出了妇产科的治疗特色。它强调"妇人调其血"的治疗宗旨，保存引述了大量唐宋医书妇科学的思想和有效方剂，病、论、方、案井然有序，重视优生保健和药物选择炮制，至今仍是全面、详细、实用的中医妇科名著。

危亦林的妇科思想，主要体现在《世医得效方》第十四、十五卷，产科兼妇人杂病科。危亦林对妇科病的认识也很深入和系统，汲取了唐宋妇科证治思想的精华，其妇科理论自成体系，多源于实践经验的总结。危亦林受《妇人大全良方》影响较深，许多理论和方剂直接引用陈自明的学说。

2. 危亦林妇科思想是对陈自明学说的继承与发挥

危亦林在"济阴论"中，全面阐述了对妇科疾病的认识，从妇科病与其他疾病的区别，到妇科病本身病因、病机、治则特点，以及常见胎产病的护理要点，都有论及。从体例编排看，危亦林将妇科病分护胎、保产、产后、下乳、感冒、咳嗽、调经、血气、血瘕、血蛊、肠覃、食积、血风、血虚、癫狂、烦热、心痛、腹痛、风痹、臂痛、白浊、崩漏、带下、求嗣等，基本上归为产科和妇科杂病两大类。其中，安胎、血风、产后调理、妇科痛证等疾病，深受陈自明的影响。

（1）妇科病以血证为本

危亦林继承了《内经》和陈自明重视妇科病多血证的认识，特别重视女性病从血论治。陈自明在《妇人大全良方·调经门》指出"妇人以血为基本，气血宣行，其神自清。所谓血室，不蓄则气和，血凝结则水火相刑"。女子病与血行异常有直接的联系，特别是月经正常对女子的健康至关重要。危亦林在"济阴论"里也提到："妇人之病，比之男子十倍难疗，或云：七癥、八瘕、九痛、十二带下，共 36 病，虽有名数，莫详症状，推其原理，无非血病。"危亦林认为，妇人以血为本，心生血，肝行血，荣卫四体，如环无端，灌注百脉，因此女性多出现月经不调，血虚劳嗽，气血相搏腹痛，败血结块癥瘕，崩中漏下，眩晕烦闷，发狂妄语等血病。血证又与心、肝、脾胃、冲任息息相关，因此需从以上脏腑经脉入手调治。

（2）妇科病调气为上，调经次之

《内经》言女性"有余于气，不足于血"，女性容易敏感多思，忧愁多怒，因此伤及心脾、肝气而致病。陈自明在《妇人大全良方》中首重女子调经，指出"若遇经脉行时，最宜谨于将理。将理失宜，似产后一般受病，轻为宿疾，重可死矣"。由于惊吓、劳倦、恚怒、外感等，都可以导致女性气血的逆乱，从而产生各种疾病。危亦林认为，妇女容易由于忧愁思虑而气机紊乱，经血不调，因此主张调气为上，调经次之。其言妇女"爱憎在念，而气逆于中，故气有一息不行，血有一息不运，则胸腹胀痛，眩晕呕哕，乏倦不自胜持，饮食不为肌肤，致成重患"。女性多血证，但不单纯从治血入手，而是重视调气与补血兼顾。血气不调，最常见的是月经病，血枯经闭、崩中漏下、赤白带下等，需详细辨证审因。因此，调节冲任气血等调经法亦多用。

（3）重视孕产期护养

危亦林最重视"半产"，"半产则比之采斫新栗，碎其肤壳，损其皮膜，然后取得其实"。半产即流产，是强行损伤胞胎的行为，与误服药物、寒热侵袭、举重跌伤、冲任脉虚漏下等有关，是极为伤害产妇身体的，因而"大抵半产需加十倍调护"。因厌于生养而人为服草药堕胎是危亦林极力反对的，这样"惊忧败血不下，冲心闷乱，喘痰虚汗交作，死者罔记，闻者可不为戒"！

古代难产较多，因此危亦林强调孕产期保养，很多保养方法借鉴了陈自明的理论。《妇人大全良方·坐月门》，在孕妇将护方面指出，孕妇要多运动，不可多睡，注意节制性欲，居室要洁净，生产时要避免人多喧哗，饮用白蜜水或稍食软饭稀粥，坐草不宜太早等。危亦林在"济阴论"里，对陈自明的这些理论多有引用。危亦林指出，生产之时若逢盛暑产室要通风，寒冬则密闭保持温暖，生产时产妇需惜力，卧产姿势正确。危亦林借鉴陈自明的经验，特别注意到产妇产后要先饮童便一盏，不能马上睡眠，产后要"频啜艾、醋等汤药，常淬醋烟，以防子闷"，产后要谨防中风、自汗太过、血晕、强力下床等。这些在《妇人大全良方·产难门》都有描述。

（4）分类安胎法

古代一直重视安胎，《金匮要略》有胶艾汤、当归散、白术散等安胎名方。胎动不安或滑胎，多因气血不足、冲任不固、肾虚等原因，胶艾汤适用于下血漏胎者，白术散和当归散则代表了安胎养胎法的寒热两法；白术散适用于寒湿证，重在治脾，调养肝脾而安胎；当归散治湿热，重在治肝。危亦林有针对性地将护胎适应证分为气血虚弱、胎动不安、痰饮恶阻、胎漏、损坠、滑胎六大类。气血虚弱，则服加减安胎饮（条参、嫩黄芪、芍药、川芎、熟地黄、续断、侧柏叶、阿胶、粉草、当归），兼进脾药安胎温养，阴阳全备而免除损堕之患。胎动不安可服黄芩汤（黄芩、白术、缩砂、当归）。痰饮恶阻用竹茹汤（人参、陈皮、白术、麦冬、甘草、厚朴、茯苓、竹茹），化痰理气，益气健脾。饮食不美、气不和则用白术散（白术、紫苏、白芷、人参、诃子皮、青皮、川芎、甘草），醒脾理气。胎漏用保生丸（麻仁、当归、干姜、肉桂、秦椒、石斛、石膏、黄芩、糯米、知母、甘草、大黄豆卷）。危亦林特别指出，方中用黄芩、麻仁之类性寒之药的目的是，胎漏属于妊娠有风，风中有热型的，除去风热才能安胎，黄芩去子热，麻仁去子风，所以可配伍使用。习惯性流产有"至期损堕"的特点，危亦林认为可以预服杜仲丸（杜仲、川续断）养胎气，对妊娠二三月易胎动不安者适用。危亦林在胎产病中注意枳壳的运用，认为它可以逐水，消胀满逆气，临产多服，可避免胀气，使产道顺而易生。枳壳散（枳壳、粉草）至孕七月时可服，以瘦胎易产。

安胎方中，小安胎饮主要用炒热的缩砂，是引用的陈自明方，治妊娠从高处坠下，或为重物所压，触动胎气，腹痛下血；紫苏饮子也是引用陈自明方，治胎气不和，怀胎近上，胀满疼痛，谓之子悬，又治临产惊恐气结，连日不下。陈自明在《妇人大全良方·妊娠门》专门列有"妊娠胎上逼心方论"，首选紫苏饮，指出此方源自许叔微的《普济本事方》，用来治疗妇人子悬屡屡有验。

（5）难产证的手法调整

古代难产证多为胎位不正、横逆之证，唐代《经效产宝》记载治方多用榆白皮、葵子、滑石、通草、瞿麦、槐子、鸡子白之类，并强调难产之证，"内宜用药，外宜用法，多门救疗，以取其安也（《经效产宝·难产令易产方论》）"。汤药法与外用手法结合，才能提高易产率。

危亦林在"保产"方中，将难产分为横产、逆产、偏产、碍产、坐产、盘肠产六类，分别采用不同助产手法调整。这种分类，借鉴了《妇人大全良方·产难门》中对杨子健《十产论》的引述。"十产论"指妇人生产的十种情况，如正产、伤产、催产、冻产、热产、横产、倒产、偏产、碍产、盘肠产等。危亦林重视横产、逆产、偏产等难产现象，指出横产即胎儿先露手或臂者，治法当令产妇安于仰卧，产婆"徐徐先推儿下，截令直上，渐通手以中指摩其肩推上而正之，渐引手攀其耳令头正"。他对难产的调整手法描述，基本沿用了《十产论》的记载，也反映了当时丰富的助产经验。

（6）催生的用药经验

危亦林认为，神应黑散（香白芷、百草霜）最治难产，胎儿横逆，或羊水早破，难产一日两日，水血先下。此时用香白芷、百草霜可以固血，有决自转生的神奇效果，服时需加童便、米醋以助功效。此方源自陈自明方，《妇人大全良方·产难门》中有"催生方论"，陈自明称此方为催生如神散，又名催生黑散、乌金散、二神散，临产时将百草霜、香白芷用少量童便、米醋打为膏，沸汤调下，并说"血得黑则止，此药大能固血"。另外，危亦林列举的龙蜕散（蝉蜕、大蛇蜕、滑石、葵子）为催生秘传之方。冬葵子，早在《金匮要略》中即为治疗妊娠水肿、眩晕证用药，方有葵子茯苓丸，其中冬葵子能通肝经之滞，使肝疏泄不失其职。《妇人大全良方·产难门》的催生如圣散，即用黄蜀葵花焙干为细末，熟汤调服二钱，漏血、难产时有神妙之用。危亦林记载的催生应急方，也是用炒葵子为末温服，可催产或下死胎。危亦林还公布了自家祖传的治难产秘方胜金散（王不留行、酸浆、茺蔚子、白蒺藜、五灵脂），王不留行入肝经，走血分，通利血脉，现代研究证明能兴奋子宫；五灵脂活血化瘀止痛，通利气脉；白蒺藜辛散入肝，通利气滞。

在催生用方中，危亦林引用了大量陈自明的方子，如催生丹、养正丹、夺命丸、七圣散、乳珠丹、如意散、一字神散、夺命丹、花蕊石散等。其中，催生丹用的是兔脑髓，加乳香、丁香、麝香。如意散在临产腰痛时方可使用，人参、乳香、辰砂共研，用鸡子清调和，姜汁调服。一字神散为鬼臼研末，每服二钱。这些药物都有促进子宫收缩的作用，从而达到催产之效。

（7）重视产后调养

危亦林认为，产后调养一要注意防止过早下床劳动，二是防止惊忧恚怒等不良情绪。如果产后未满百日劳动，体中虚损，血气尚弱，将导致蓐劳之证，出现虚羸、饮食不消、咳嗽头昏、盗汗倦怠。人参鳖甲散是调理产后虚劳证的有效方，此方也是陈自明的常用方。惊怒不定则脏气不平，容易崩中，可用固经丸。

陈自明在《妇人大全良方·产后门》"产后调理法"中提到，"若产后将息如法，四肢安和无诸疾苦，亦先服黑神散四服，亦略备补益丸散之类，不可过多"。危亦林在产后方中也首列黑神散（熟地黄、蒲黄、当归、干姜、桂心、芍药、甘草、黑豆），治产后恶露不尽，或胎衣不下，攻冲心腹，胸膈痞满，及神昏血晕，眼花口噤等。产后方中，黑龙丹、血竭散（血竭、没药）、玉露散（人参、茯苓、甘草、苦梗、川芎、白芷、当归、芍药）、知母汤（知母、芍药、黄芩、桂心、甘草）、增损四物汤（当归、人参、芍药、川芎、干姜、甘草）、阳旦汤、大豆紫汤、七珍散、交加散（生地黄、生姜）等，均为引用陈自明方。陈自明重视产后外感证，"产后调理法"提到产后三日"壮热头痛、胸腑气刺者，不可便作伤寒、伤风治之，乳脉将行，宜服雨露散二三服"。产后血气虚弱，不任戕伐，玉露散健脾补血，活血理气，调和荣卫，危亦林也将之作为治疗产后发热、头目昏痛的方药使用，并且不影响下乳。

对于产后的各种常见病证，危亦林分为产后血瘀证、血虚外感证、热入血室证、荣卫不调证、惊产神躁证、产后中风证、产后身痛证、虚热便秘等论治。产后血瘀以蒲黄、当归、五灵脂、百草霜、乳香、花蕊石、琥珀、血竭、没药等常用，从止血、活血入手，量虚实而用之。产后易感外邪，危亦林认为"产后伤寒，多因血虚"（《世医得效方·卷十四·产后》），对竹叶石膏汤、小柴胡汤类退热剂要慎用，雨露散、逍遥散补气益脾，更适合产后血虚女性。特别是增损四物汤（当归、人参、芍药、川芎、干姜、甘草）补气血，调阴阳，对乍寒乍热产后外感伤寒适用。危亦林认为产后身痛、不能转侧，是因为"产后百节开张，血脉流走，遇气弱，则经络分肉之间，血多留滞，累月不散，则骨节不利，筋脉急引，故腰背不能转侧，手足不能动摇，身弱头痛，若以伤寒治之，则汗出而筋脉动摇，手足厥冷，变生他疾"，因此用趁痛散（当归、黄芪、牛膝、肉桂、白术、甘草、独活）较好，以补益气血为主，温通祛风。热入血室是产后感寒，入少阳半表半里寒热往来之证，一般用仲景小柴胡汤，危亦林主张用柴胡地黄汤（柴胡、半夏、条参、黄芩、粉草、生干地黄），服时加姜、枣，此方既可以保留小柴胡汤和解少阳、调和营卫的功效，又加入生地黄入血分凉血清热，对瘀血内阻、血热互结证尤为适合，后代治疗产后瘀热证还加入牡丹皮、白薇、益母草、桃仁等养阴清热化瘀。

对妇女产后调理，危亦林重点推荐白薇散（白薇、川芎、熟地黄、桂心、牡丹皮、甘草、当归、泽兰叶、苍术、芍药），广泛治疗妇科经带胎产病，无论气虚、头痛、下血、产后腰腿痛、月经不匀、产后血气，都可以酌量使用。陈自明方中也用白薇丸，配伍有白薇、柏子仁、白芍药、当归、桂心、附子、萆薢、白术、吴茱萸、木香、细辛、川芎、槟榔、熟地黄、牡丹皮、紫石英、人参、石斛、白茯苓、泽兰叶、川牛膝，用治妇人月水不利，四肢羸瘦，饮食减少，渐觉虚乏，故令无子。危亦林的白薇散重在补血健脾、养阴行气，而陈自明的白薇丸则调和营卫，补血理气，养阴安神，化湿利水。

（8）调经从气血虚寒论治

危亦林调经理论受陈自明影响，认为调经不仅要补血，更要注意理气，因此常常使用香附子。《世医得效方·调经》中列举了煮附丸，即是陈自明方，以香附子不拘多少，捣去毛净，用好醋煮半日，焙干研末糊丸服用。危亦林说此方治妇人室女一切血气，经候不调。特别指出世人对香附子有误解，它是古书所载妇人仙药，"若以其名，人人言之耗气，不喜此药，世讹之久，不肯服者甚多，殊不知获效非常"。

调经方中的滋血汤（马鞭草、荆芥穗、牡丹皮、赤芍药、枳壳、肉桂、当归、川芎）、紫石英丸、当归散（白术、黄芩、山茱萸、当归、川芎、芍药），皆为陈自明方。危亦林认为，妇女经水不调，有血热气虚、胞寒气冷、天癸过期、肾虚生寒、脉滞气痛、经滞水肿、血闭不通、肾阴虚损等原因，应分别对证治疗。血虚气热宜滋血汤或凉血饮；胞寒气冷宜紫石英丸，和其阴阳、调其气血；天癸过期宜当归散；肾虚生寒宜茱萸鹿茸丸（鹿茸、五味子、肉苁蓉、杜仲、赤石脂、吴茱萸、附子、干姜、黑龙骨、肉豆蔻、白茯苓、干地黄）；脉滞气痛宜三棱丸；血闭不通宜杜牛膝散（红花、当归、杜牛膝、桃仁）；肾阴虚损宜大油煎散（海桐皮、五加皮、牡丹

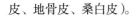

皮、地骨皮、桑白皮）。

（9）妇女痛证的治疗

危亦林将妇科痛证分心痛、腹痛、胁痛、风痹、臂痛、骨节风几种，其中风痹、臂痛方多用陈自明方。危亦林认为，妇科的痛证与血虚、气滞、肝郁有直接的关系，因此治疗不外理气、健脾、补血、疏肝等法。他用九痛丸（狼毒、干姜、人参、附子、山茱萸、巴豆）治疗9种心痛，对妇女蛊、疰、风、悸、食、饮、冷、热等各种原因引起的心痛皆可用。此方以温通为主，暖肝肾，行心血，祛寒邪。对于心血刺痛则以止痛为主，用延胡索单方，炒黄研末。危亦林对妇科胁痛的治疗重在理肝气，多用通利气机与芳香类药物，如木通散（木通、青皮、川楝子、萝卜子、舶上茴香、莪术、木香、滑石），此方不仅用青皮、川楝子等理肝气之药，而且由于脾胃为气机枢纽，加入萝卜子理肠胃之气，茴香、木香芳香走窜，助气运化。风痹为血气凝滞、手足拘挛之证，女性血虚多见，危亦林选用了陈自明的三痹汤（川续断、杜仲、防风、桂心、细辛、人参、白茯苓、白芍、当归、甘草、秦艽、生地黄、川芎、独活、牛膝、黄芪），健脾补血为本，气血旺则通流不滞，再加入祛风通痹类药物。老年女性容易出现肩臂痛，多由血虚或痰凝所致，危亦林治妇科臂痛用陈自明舒经汤、交加散。舒经汤（片姜黄、甘草、羌活、白术、海桐皮、当归、赤芍）为陈氏经典方，其中片姜黄为止上肢痹痛要药，羌活、海桐皮等祛风药与当归、赤芍、白术等补气血配伍，体现治风先治血、血行风自灭之理。交加散为散寒名方五积散与外感方败毒散的合方，治疗冷痹臂痛卓有疗效。骨节风即白虎历节风，类似今日之痛风症。危亦林治妇科骨节风，用陈自明麝香丸（川乌、生全蝎、生黑豆、生地龙、麝香），全方特色在于川乌止痛，虫药搜风通络，黑豆治痹肿。

（10）妇女血风证的治疗

危亦林在妇人杂病方中专列"血风"证方，是受到陈自明学术思想的影响。妇女容易血虚，因此引动内、外风。《妇人大全良方·妇人血风心神惊悸方论》中提到："夫妇人血风惊悸者，是风乘于心故也。心藏神，为诸脏之主，若血气调和，则心神安定；若虚损，则心神虚弱，致风邪乘虚干之，故惊而悸动不定也。"陈自明治血风证用茯神散、龙齿散、宁志膏等。危亦林首选人参荆芥散（荆芥穗、人参、桂心、生地黄、柴胡、鳖甲、酸枣仁、枳壳、羚羊角屑、白术、川芎、当归、防风、甘草），为陈自明治血风劳气方。此方重在祛外风，养阴血，清虚热。其次所选大芎劳散（川芎、茯苓、赤芍、酸枣仁、桂心、当归、木香、牛膝、羌活、枳壳、甘草）为陈自明治血风骨节疼痛方，此方敛阴和营、补血养心、理气止痛。羚羊角散（羚羊角、酸枣仁、生地黄、槟榔、五加皮、防风、赤芍、当归、骨碎补、海桐皮、川芎、甘草）为陈自明治血风身体疼痛、手足无力、心神壅闷方，此方祛风通络，养阴安神。

二、学术特色

（一）学宗经典，继承与创新并重

从《世医得效方》的序言可以看出，危亦林写作此书的初衷，是有感于"古方之行于世者何算，一证而百方具，将为所适从哉"的局面。亦即，唐宋以来大量方书的出版，累积了浩如烟海的方剂，但临床如何应用好这些方剂，牵涉到脉、证、方、药对应的问题。因此，危亦林仿照《圣济总录》按13科编次，将家族五世秘方及古代方书中的有效验方，进行了分类汇总，编成了《世医得效方》。这部书卷帙宏博，编次清楚，按科别分大方脉、小方脉、风科、妇科、眼科、口齿咽喉科、正骨金镞科、疮肿科、养生科 9 大类，每一科别下又细分病证，并以病证类方。虽然危亦林对各种病证治疗的理论阐述大多篇幅不长，但可以看出他精读《内经》《伤寒论》等经典，对历代各科医家的理论娴熟于心，因此在各科疾病的"总说"部分能博采众长，有关病因、病机、辨证、治要的论述皆简明扼要，堪称集大成之论。

危亦林学宗经典，又能有所创新。其医理皆溯源《内经》《难经》《伤寒论》等，并融汇各代医家之长。其在第一卷大方脉杂医科卷首，列"集脉说""集病说""集证说""集治说"四篇，直接启发了金元时期从脉、因、证、治分析疾病的诊治思路。对脉理的阐述，紧扣《脉经》《伤寒论》等医书，尤其注意脉象的阴阳分类，其次是七表、八里，风寒暑湿等中伤之脉。最为特别的是，危亦林详细列举了情志病的脉象。《内经》时代虽已重视情志致病，但辨脉、辨证和治法较为模糊；金元四大家虽也有情志扰乱气机致病说，但在危亦林这里才将情志病脉象逐一加以分辨，进行创新性地总结。在"集病说"篇，危亦林认为治病要辨明病因，精于四诊，了解预后。他认为辨病因要从熟悉六经病，以及六淫致病、七情致病的特点开始，特别指出中气病与中风病相类似，尤需细别，这在当时都是具有创新性的思想。"集治说"篇的论述，尤能体现危亦林继承创新的学术特点。危亦林临证虽亦遵方剂十剂之理，外感病重视张从正汗、下、吐三法，但是辨证以阴阳为大纲，临病有自己独到的经验。如中风昏闷，先用通关散，探鼻令嚏；次以苏合香丸行气，再辨冷热为治。

对伤寒病的治疗，危亦林也能突破《伤寒论》的理论，有所补充，甚至有创新之处。如伤寒治法，除了传统的发汗法、转下法、取吐法，危亦林还特别提到了水渍法、葱熨法、蒸法。这些大法既参照了张仲景治伤寒的基本原则，也有自己的创新之处。如发汗法中，危亦林指出，汗出以"一时许为佳，不欲如水淋漓"，特别提到"发汗须如常覆腰以上，厚衣覆腰以下"，即温覆发汗时应该上半身薄覆，下半身厚覆，因为"腰以上淋漓，而腰以下至足心微润，病终不解"，发汗必须"腰脚间周遍为度"（《世医得效方·卷一·伤寒》），这是来自临床实践观察的经验总结。在介绍吐法要点时，危亦林补充指出，吐少病不除时，可以稍增药量，或是再三吐之，不吐者可服用热汤一升以助药力，但虚人宜少吐。水渍法是危亦林治疗伤寒热证时的方法，类似于今天的冷敷降温法，不过敷的部位在胸部。葱熨法，是将葱白三寸用火烤热再热敷脐下，属于发汗法的变法。蒸法也是发汗法的变法，将地面火薪烧热，除灰放蚕沙、柏叶、桃叶、糠麸等，将病人连席放上，温敷候汗，等病人汗出遍体，则扑上汗粉止汗，移至床上。这些方法在民间多有保留，是对药物发汗法的有效补充。对小柴胡汤功用的探讨，危亦林结合自己的经验指出，历代医家都认为，小柴胡汤为半表半里和解之剂，但小柴胡汤并非只为表里和解而设，在解血热、消恶血方面也有很大功效，因为柴胡、黄芩最行血热。小柴胡汤加大黄、桂枝等，可以分别治疗表里俱热、发热在表等不同的热证。

（二）医善全科，尤精骨伤与疮肿

危亦林的高祖专于大方脉科（内科），伯祖专妇科、正骨兼金镞科，祖父专小方脉（儿科），伯父专眼科与疗瘰疾。危亦林自幼习医，继承了世代祖先的医学知识。又先后师从本州斤竹江东山，学习疮疡科，从师临川范淑清，学习咽喉口齿科。因此他精研临床内、外、妇、儿、骨伤等科，对疮肿科、咽喉、口齿科等疾病的治疗，亦有独到的心得和见解，可谓精通医学各科。

宋代设立了太医局，有三大分科，主治外伤的"疡科"即其中之一。后来又扩充为九科，"疡科"更名为"疮肿兼折疡科"，骨伤科正式出现。金代仿照宋制，太医局改称太医院，元代太医院设有13科，"正骨兼金镞科"和"疮肿科"成为骨伤科的代表。两宋金元时期大量的骨伤科专著出现，如徐梦符《外科灸法论粹新书》，佚名《卫济宝书》，陈自明的《外科精要》，齐德之《外科精义》，李仲南《永类钤方》等，标志着中医骨伤科论治理论的系统化。特别是金元时期战争频繁，金镞科显然就是因能治疗战伤而受到重视的，在以上背景下，危亦林在骨伤科方面能取得突出成就，也是理所当然的。

危亦林将唐代以来的骨伤科治疗手法进一步发展，并吸取阿拉伯的正骨术，在骨折的整复技术、麻醉方法及选方用药等方面，积累了大量经验。危亦林首次将力学中的重力知识运用于正骨手法，使正骨科成为独立的学科，为正骨科学打下了牢固的基础。例如，在骨折整复手法中，对于"肩胛上出臼"，危亦林继唐代蔺道人"靠背椅复位法"之后，又发明了两种方法，即"杵撑作凳法"和"架梯坠下法"。对屈曲型脊椎骨折，危亦林发明了悬吊法进行整复，这不仅在我国医学史上是先例，在世界医学史上也是创举。一直到现代，仍有人利用上述原理制成腰椎自动牵引机，治疗腰椎间盘突出症。

在疮肿科"总说"中，危亦林将疮肿病治疗的要点进行了精辟的总结，细辨疔、痈、疽、癌、瘤的不同表现，分虚实论治；在传统的宣热拔毒、排脓止痛、生肌敷痂治法基础上，列出五善七恶证及不治证和难治证，注意疮疡病的脏腑辨证和治疗要点；特别列举了"秘传十方"，将家族世代传下的疮肿病有效验方公之于众，从汤药、敷药到洗方，从初起消散方到破溃敛口方，再到溃发补益方，无一不全。疮肿病治疗中，危亦林对民间单验方也进行了有效收集，如马齿苋、赤小豆、绿豆粉、猪牙皂角治痈疮方等。在总结历代治疗疮肿病文献的基础上，危亦林辨证之全、选方之精都值得称道。

（三）辨证全面，外感与内伤并重

金元以来论病，已经注意区分外感和内伤。在《世医得效方》的"集病说"篇，危亦林强调了辨病的重要性，指出"名不正则言不顺，病之名状，其类至多，原其所由，似是而非者尤多，若体认之，明辨其所因之的，则何患其多也"。从总体上说，危亦林认为，按病因的不同，可以将疾病分为外感病、七情病、虚损病等几类，其中外感病有伤寒、时疫、六邪致病等，七情和虚损属于内伤病。从《世医得效方》的纲目编次中可以看出，对疾病的论治，危亦林都首先注意了外感和内伤之分，如大方脉科对眩晕病的分型，就分风证、感寒、伤暑、中湿、七情、痰证、失血、下虚八种，前四种为外感，后四种为内伤。

（四）医贵于精，病与证分型细致

危亦林自十一二岁起，就随父亲学医，日间从父侍诊，早晚攻读医书。对《素问》等经典靡不穷究，不但把自己家中世代珍藏的医书逐一读过，还步行几十里到南丰县城等地，向藏书人家借阅各种书籍，仔细研读。他不满足于世代祖先的医学诊疗经验，孜孜不倦地虚心向他人学习。发现自己在疮肿科、咽喉口齿科方面有欠缺，就恭恭敬敬地向高人请教。自己家传的医学方剂很有名效，仍虚心地向民间医生问药求方，收集大量民间方剂。在系统总结前人的医疗经验基础上，结合自身长期医疗实践，善于对病而知证，因证而得药，形成了有自身特色的辨证论治理论。

危亦林写《世医得效方》的根本目的，是告诉世人如何利用各种有效方剂，因此他以病证类方，将各科常见病病因条分缕析，全面罗列证候类型，然后与方剂一一对应。危亦林熟练运用六经辨证、八纲辨证、脏腑辨证、气血辨证等方法，每一种病证的分类都极为详细。辨证论治是中医临床诊疗的基本特点，危亦林临证重视辨证论治，审证求因，治病用方，深思熟虑。危亦林认为，治病当先识病，病名之下，据因辨证，按证遣方。后世认为，《世医得效方》不仅是一部方剂学著作，更是指导中医临床辨证论治的临证指南。如"呕吐"一病，危亦林根据风、寒、暑、湿、七情、痰、食、血、气、热、冷等致呕之因，辨为 11 个证型，然后随因设证，按证立法，循法处方，依方遣药，分别用藿香散、理中汤、加味香薷散、加味治中汤、大藿香散、大半夏汤、二陈汤、茯苓汤、茱萸人参汤、竹茹汤、四逆汤等三十余方治之。又如，疟疾病分风证、寒证、暑证、食证、七情、痰疟、瘴疟、劳疟、疟母、热疟、虚疟、久疟等，比前代论述详细得多。危亦林善于从审因识病入手，通过析"因"进行精确辨证，以求得因、证、理、法、方、药的一线贯通，于此便可窥见一斑。

（五）临证重气，治气病全面系统

危亦林重视从气论治疾病，在《世医得效方》卷三专列"诸气"门，论述气不升降或是气郁、气滞导致的多种疾病及治法。从危亦林所选列的方剂看，有调理中气的缩砂香附汤，有治气不升降的沉香降气汤，有治三焦气阻、痰饮停留的木香槟榔丸，有调顺荣卫、流通血脉的木香流气饮，有治脾肾虚损、上热下虚、气不升降的秘传降气汤，有治中脘不快、心腹胀满的苏子降气汤，有治诸气刺痛的神保丸，有治痰饮积滞的三棱煎丸，有治男子、妇人一切气不和的分心气饮，有治脏腑虚弱、咳喘吐泻的参附正气散，有治疗中气的苏合香丸，有中风后调理气血的八味顺气散等。调理中焦气机的方药最多，体现了脾胃为气之枢纽的思想。

危亦林对各种内伤疾病的论治，都注意从气机郁滞考虑。如臂痛有气滞证、血气滞证，胁痛有气滞证，腹痛有气滞证，诸痹有血气滞证，诸积有气积证，呕吐有气呕证，痰饮有气痰证，下痢有气痢证，大便不通有气秘证，诸淋有气淋证等。虽然病种和症状不一，但气机阻滞为根本，因此可将诸气门方剂灵活变化使用。

（六）用药独特，活用香药动物药

金元时期流行香药，动物药也开始受到重视。《世医得效方》中的方剂，很多来源于《太平惠民和剂局方》等书，因此香药多见。常见有木香、苏合香、沉香、降香、丁香、麝香、乳香等。如升降诸气、宣利三焦的五香散（木香、丁香、沉香、乳香、藿香），治疗热证、肿痛、痈疬等。苏合香丸，危亦林在多种病证中使用，如中风、妇科产后等。危亦林尤其重视香白芷的运用，不仅在外感头痛病中使用，在麻醉剂中也用，甚至疮肿科瘰疬的洗敷方也用白芷煎汤。动物药中，危亦林多用全蝎、僵蚕、地龙、斑蝥、麝香、犀角等，如治疗疮发溃烂的止痛拔毒膏（斑蝥、柳根、木鳖子、乳香、没药、麝香、松脂），治疗白虎历节风的麝香丸（川乌、全蝎、黑豆、地龙、麝香），治疗中风手足挛急的乌蝎丸（乳香、没药、地龙、全蝎、草乌、麝香、蜈蚣），治疗半身不遂、手足顽麻的蝎麝白丸子（半夏、川乌、白附子、天南星、天麻、全蝎、生麝香、防风）等。

对于芳香类的药物，危亦林主要取其理气、通窍、止痛的作用。他非常重视气病的辨治，在沉香降气汤、木香槟榔丸、神保丸、五香连翘汤、苏合香丸等方剂中多用香药，能疏通阴阳壅滞，畅通气机，在气滞、积证、七情郁滞证、心卒痛证、咳逆证、小儿客忤等多种病症中使用。芳香药物辛而微温，能活血理气止痛，从魏晋六朝时期开始就不断被运用到治疗创伤或溃疡的方药中。如葛洪治疗恶肉及风结气血的"五香连翘饮"，就选用了木香、沉香、丁香、乳香等芳香理气药；《刘涓子鬼遗方》中的"五黄膏"，也用丁香、青木香等药。宋代以来，对"气"的学说更加重视。如张元素认为，各种疾病都和"气动"有关；刘完素认为六气皆可化火，主张甘凉通气活血；李杲认为，脾胃之气主升降沉浮，因而调理气机的方药受到重视。危亦林正是在这样的学术背景下，灵活地运用芳香理气药来治疗各种病证的。

危亦林对动物类的药物，以全蝎、蝎尾的使用最多，其次为白僵蚕、地龙、斑蝥、穿山甲、蜈蚣等，主要取其息风止痛的作用。最具代表性的，为治疗诸风挛急、遍体疼痛游走的妙应丸（穿山甲、全蝎、蜈蚣、麝香、草乌、地龙、没药、乳香、松脂、斑蝥、白僵蚕、五灵脂）。动物药不仅在眩晕、中风等证中用，治疗舌强难转、语音不正的正舌散中也用到蝎梢；疮肿类疾病的治疗中，也多用动物药除风止痛，如治臁疮的槟榔散（全蝎、斑蝥、巴豆、槟榔）。其他动物药，则各取所需，如麝香取其芳香通窍，犀角取其凉血，地龙取其通络等作用。

（七）方不秘藏，公开家传单验方

危亦林将家族五世从医的有效方剂，悉数整理在《世医得效方》中，毫无吝惜秘方之念。他公开的家传秘方中，有治疗五色痢的秘方，治疗水肿的秘传八方，治疗痈疽的十个秘方等。特别是痈疽十秘方，都是危氏五代家传，在丰富的临床经验基础上，根据各个方剂在临床中的疗效总结出来的有效方剂。又如，对咽喉科18种喉风证，在药物治疗上除了列举一般通用方以外，还创制了不少外用有效方。如用于口内灌漱的破毒妙方，治疗双蛾风；用于口内噙化的开喉关方，润喉开闭。治疗喉风一证中，提出了一系列理法俱全的内服方药，具有独到之处。

在危亦林家传的有效方剂中，有很多来源于民间单方、验方。我国历史悠久，幅员辽阔，广大劳动人民在长期与疾病做斗争的过程中，积累了丰富的医疗经验，发现了大量行之有效的单方、验方，而且大部分流传在民间，所以称之为"民间单方"。它具有简（药味简单）、便

（取材方便）、验（疗效好）、廉（不花钱或少花钱）等四大特点，深受群众欢迎。危亦林继承家学，勤求博采，对民间单方、验方极为重视，在《世医得效方》各科门中都有介绍。例如：在大方脉杂医科痰厥门，介绍了治疗暴患痰厥，不省人事的单方（用生清油一盏，灌入喉中，须臾，逐出风痰，立愈）。在诸疸门，介绍了治疗黄疸身眼黄如金色的单方（用东引桃根一握，水煎，适温空腹顿服）。又如，《世医得效方》卷一"集治说"提到，路途中暑之人，无药可急救，可以用路上热土敷脐中，或置病人于热土窝中代替汤淋，接着用解暑药，并急嚼生姜一大块，冷水送下；如果迷闷，则嚼大蒜一二瓣冷水送下。秘涩门介绍了治疗小便难、小腹胀的单方，用葱白三斤，细锉，炒令熟，以帕子裹，分作两处，更替熨脐下即通。溲多门介绍了治疗夜多小便的单方，即取纯糯米糍一片，临卧，炙令软熟啖之……多啖愈佳，行坐良久，待心间空便睡，一夜十余行者，当夜便止。失血门介绍了治疗鼻衄不止的单方，用萝卜汁、藕汁滴入鼻中。肿满门介绍了治疗腮肿的单方，以赤小豆为末，敷之立效。头痛门介绍了治疗偏头痛的单方，莱菔汁一蚬壳，仰卧，左痛注右鼻孔，右痛注左鼻孔，或两鼻皆注亦可等。在官方医学一统天下的局面下，通过这些民间单方、验方的收集，保存了百姓中流传的珍贵医疗资料。

（八）选方精准，方剂实用价值高

《世医得效方》共载有方剂3300余首，很多是家族行医代代相传的经验方和秘方，危亦林既继承了家族优良的医疗经验，又广泛收集了《伤寒论》《金匮要略》《千金方》《肘后备急方》，以及《太平惠民和剂局方》《重订严氏济生方》等经典医籍中的有效方剂，还搜集了很多行之有效的民间单方。正是由于危亦林注意吸纳新知，收集和挖掘民间单方、验方，临证加于运用，并收集在《世医得效方》中，从而保存了许多濒于失传的古代单方、验方，使其得以流传后世，为后世方书提供了许多翔实的考据资料。《四库全书提要》称之"所载古方至多，皆可以资考据"。《世医得效方》中所收的古方，都经危亦林斟酌损益，并阐述本人的运用和体会，这对后世研究方剂具有极为重要的参考价值，也是危亦林对中医学做出的不朽贡献。

危亦林

临证经验

一、诊疗特色 🦢

危亦林终身行医，经验丰富，注重辨证论治，精通临床诸科。从他的临床成就来看，在骨伤科诊断、治疗方面的成绩尤为突出，是继唐代蔺道人以来又一位杰出的骨伤科专家。危亦林在骨伤科手法的创新，麻醉剂的使用，续断疗伤方药的研制方面，都做出了重大贡献。其次，危亦林在眼科理论方面，继承并完善了八廓学说；在口齿咽喉病、疮肿病诊治方面，进行了全面而系统的理、法、方、药总结，整理了许多秘方、验方；对针灸疗法也结合临床进行了实践和创新。

（一）骨伤整复

危亦林继承了唐、宋时代的医学理论，并吸取阿拉伯的正骨术，在骨折的整复技术、麻醉方法及选方用药等方面，积累了大量实践经验。此书记载的正骨手法，有些是对前人正骨手法的发展，有些是他个人首创，对后世骨伤科正骨手法的发展具有重大影响，尤其是危亦林在本书中首次将力学中的重力知识运用于正骨手法，此举有着重要的意义。危亦林使正骨科成为独立的学科，为正骨科学打下了牢固的基础。

1. 骨折整复手法的创新

对于"肩胛上出臼"，危亦林继蔺道人"靠背椅复位法"之后又发明了两种方法，即"杵撑作凳法"和"架梯坠下法"。"杵撑作凳法"，是"用舂杵一枚，小凳一个，令患者立凳上，用杵撑在下出臼之处……令一人把住手尾，拽去凳，一人把住舂杵，令一人助患人放身从上坐落，骨节已归窠矣"。此法是利用自身的重力与助手的相对牵引力，沿伤肢纵轴方向用力牵引，再利用舂杵上端为支点的杠杆作用，将肱骨头顶入关节盂内。"架梯坠下法"，是用"两小梯相对，木棒从两梯股中过，用手把住木棒，正棱在出臼腋下骨节蹉跌之处，放身从上坠下，骨节自然归臼矣"。此法原理是，利用自身重力与助手相反牵引力，沿伤肢纵轴方向进行牵引，再利用木棒为支点的杠杆作用，将肱骨头复位。现在中医骨伤科教材上介绍的"立位杠杆整复法"，即是由此法发展而来。以上二法的复位原理都是正确的，但是，"杵撑作凳法"用力较大，易致肱骨颈骨折或腋神经损伤，一般不采用。

危亦林的《世医得效方》，对"手臂出臼"的论述和复位方法，与肱骨髁上骨折很相似，而并非关节脱臼。由于当时没有 X 线技术，将近关节骨折误认为脱臼是有可能的。危亦林已认识到"手臂出臼"容易挫损筋脉，这一点与肱骨髁上骨折易合并血管神经损伤的病理认识相吻合。因此，《世医得效方》的"手臂出臼"，即是肱骨髁上骨折。其复位方法是："须拽手直，一人拽，须用手把定此间骨，搦教归窠。"现在使用的"卧位牵引复位法"，与此法有相似之处。危亦林还非常重视复位固定后的功能锻炼，指出"才服药后，不可放定。或时又用拽屈拽直，此处筋多，吃药后若不屈直，则恐成疾，日后屈直不得"。已认识到此种损伤易遗留关节强直的后遗症，加强功能锻炼确有必要，这与现代认识有相似之处。

《世医得效方》载有"手掌根出臼"，其实是桡骨下端骨折。其复位方法是，"须锁骨下归窠；或出外则须搦入内，或出内则须搦入外，方入窠臼"。危亦林还指出："只用手拽，断难入窠，十有八九成痼疾也。"因为桡骨下端骨折，多向桡侧、背侧或掌侧移动，只用牵引，不用端提是很难矫正的。这是一种端、提、挤、按的反向复位法，复位原理是正确的，对后世骨伤科临床有一定的指导意义。

对髋关节前脱位的复位，唐代蔺道人曾发明"手牵足蹬法"，整复髋关节后脱位，对前脱位没有复位方法。危亦林则创造性地提出髋关节前脱位复位法。具体方法是：髋关节脱臼"脚大腿根出臼……或出前，或出后，须用一人把住患者身。一人拽脚，用手尽力搦归窠"，"用软绵绳从脚缚倒吊起，用手整骨节，从上坠下，自然归窠"。这是利用自身重力沿肢体纵轴进行牵引的复位法。这种用牵引力复位的原理，对后人有所启发。如《骨科手册》上介绍的髋关节前脱位复位方法，即单独采用牵引法复位。

膝关节是比较稳定的关节，正像《世医得效方》所言，"此处筋脉最多"，脱位很少见。但是在强大暴力下或特殊的扭转暴力作用下，亦可发生脱位。危亦林认为，膝关节脱位"与手臂肘出臼同"，特别强调脱位后的功能锻炼。复位后，要经常活动，不加固定，但必须防止再脱位（恐再出窠）。

对踝部骨折脱位，危亦林称作"脚板上交叉处出臼"，已认识到有内翻和外翻两种类型，并用"牵引反向复位法"进行整复。其方法是，"或骨突出在内，用手正从此骨头拽归外；或骨突向外，须用力拽归内，则归窠"。现代临床上使用的踝部骨折脱位复位法，是由此法发展而来。

对于髌骨骨折后，关节内形成血肿，其治疗"需用针刀去血"，以免碎骨在有血肿的关节囊内浮动，贴药后用"竹箍箍住"。

脊椎骨折分屈曲型和伸直型两种类型，屈曲型占脊椎骨折的90%以上，其中70%以上发生在胸腰段，而以胸11椎、胸12椎、腰1椎、腰2椎为最多。危亦林发明悬吊法进行整复，悬吊法就是针对胸腰段的屈曲型脊椎骨折而设。治疗方法是，"用软绳从脚吊起，坠下身直，其骨使自归窠，未直则未归窠，须要坠下，待其骨直归窠"。此法也是利用自身重力，再加背伸（身直），将屈曲型骨折处牵开伸直而复位，其中"未直则未归窠"蕴含着过伸复位法的原理。危亦林的悬吊复位法，不仅在我国医学史上是先例，在世界医学史上也是创举。现在，有人利用上述原理制成腰椎自动牵引机，治疗腰椎间盘突出症。

2. 提出"十不治症"，开骨伤科创伤预后诊断之先河

危亦林在《世医得效方》卷十八中，提出如下十不治症："攧扑损伤，或被伤入于肺者，纵未即死，二七难过。左胁下伤透内者，肠伤断一半可医，全断不可治。小腹下伤内者，证候繁多者，脉不实重者，老人左股压碎者，伤破阴子者，血出尽者，肩内耳后伤透于内者，皆不必用药。"以上所述十不治症，随着当今医学技术的发展已并非不治之症，但作为一种预后诊断，对我们当今的骨伤科临床仍然具有启发思维的作用。总的来说有以下几个特点：

其一，强调脉候、脉症相符。作为"十不治证"之一，有"脉不实重者"，书中对正骨金疮脉候论述较为明确。言"正骨金疮，须看脉候。如伤脏腑致命处，一观其脉虚促，危矣。伤处浅，命脉虚促，亦为后虑。伤至重，命脉和缓，永无虑也……或血出甚者，脉不要洪大，只要平正重实"。由此可见，脉搏虚实及脉搏与伤情是否相符，直接与患者的伤情预后有关。亦即，不管伤情轻重，都以脉搏不虚促、不浮洪为佳。

其二，重视脏腑组织器官损伤。"十不治症"中，有四个不治直接提及脏腑、组织器官受到损伤。一是"攧扑损伤，或被伤人于肺者，纵未即死，二七难过"。指出伤人肺，相当于现代医学的肺创伤、血气胸之类，为临床重症，条文中的"二七"应视为一个大概约数字。二是"肠伤断一半可医，全断不可治"。当时，全肠断吻合术仍未出现，肠全断属难治之证。该书中仅有"肠及肚皮破者，用花蕊石散敷线上，轻用手从上缝之，莫待粪出"的记载。三是"老人左股压碎者"。从临床角度看，股骨的粉碎性骨折，出血量一般都较大，加之为"老人"，预后相对要差

些，至于左右之分不必拘泥。四是"伤破阴子者"。这里"阴子"指男子睾丸，在当时医疗条件下，睾丸破裂确系难治，也可能受到封建思想影响。"十不治症"中有三个不治间接提及脏腑，如"左胁下伤透内者"，"小腹下伤内者"，"肩内耳后伤透于内者"。以上三条均明确提出"伤透内"或"伤内"，这些部位之内皆为重要的组织器官所居，左胁下有脾脏，小腹下有盆腔脏器，肩内为胸腔，而耳后处为颅底部，该处骨折极易伤损脑干。

其三，重视复合创伤及并发症。"十不治症"中，提到了"证候繁多者"。由于创伤的病因繁多，临床上往往表现复杂，复合性损伤及并发症也较为常见，处理起来很棘手，有的直接可危及生命。由此可见，危亦林诊断预后重视复合创伤及并发症。此外，还提到了"血出尽者"。血液丢失过多可导致创伤性、失血性休克，它是导致创伤患者死亡的最常见、最主要的原因之一。

3. 倡导多种方法并用治疗骨折

（1）手术治疗

对于一些复杂的骨伤疾病，如开放性骨折、粉碎性骨折、肚肠皮肉破损等，危亦林主张进行手术治疗。他制作了各式各样的刀、剪、钳、凿、针等手术器械，以麻缕或桑白皮线作为外伤科缝合线。提出施行手术应该遵守指征，谨慎小心，"须要详细审视，当行则行，尤宜仔细"。在"正骨兼金镞科"中，危亦林具体记载了一些外伤疾病的手术方法、步骤和过程。今天看来，这些记载还是比较科学、合理的。例如，治"脚手骨被压碎"的粉碎性骨折，"须用麻药与服，或用刀割开，甚者用剪剪去骨锋，使不冲破肉；或有粉碎者，与去细骨，免脓血之祸，然后用大片桑白皮，以二十五味药方和调糊药，糊在桑白皮上，夹在骨肉上，莫令差错"。再如，治"肠及肚皮破者"，"用花蕊石散敷线上，轻用手从上缝之，莫待粪出，用清油捻活，放入肚内"；"肚皮裂开者，用麻缕为线，或捶桑白皮为线，亦用花蕊石散敷线上，须用从里重缝肚皮，不可缝外重皮"。可以看出，危亦林的外伤手术法，已经达到当时较高水平。

危亦林还清楚地认识到，预防感染在外伤手术中的重要作用。他指出，手术之后，必须"三日一洗，莫令臭秽"。伤口须"用糊药封角，切不可使风入之浮肿"；缝合线应以"花蕊石散敷之"以止血消炎；在"缝合肚皮"之后，"并不得封裹疮口，恐生脓血"。

（2）药物治疗

除手术治疗外，危亦林对骨伤科疾病的药物治疗亦颇有心得。他根据骨伤疾病筋断骨损、气滞血瘀、内外俱伤的病机特点，采用内服、外敷相结合的方法，取得了很好的临床效果。他还巧妙地将活血养血、行气止痛、祛瘀退肿、接筋续骨之药有机搭配，治疗效果显著。

《世医得效方》中，骨伤科方剂数十首。其中，"二十五味方"和"清心药方"两方为基本方。

二十五味方，由香白芷、紫金皮、刘寄奴、川当归、赤芍药、白芍、黑牵牛、生地黄、川芎、川牛膝、乳香、没药、补骨脂、木通、自然铜、木香、藿香、木贼、官桂、羌活、独活、半夏、骨碎补、草乌、川乌组成，功效以调理气血为主。此方"治攧扑损伤，骨碎骨折，筋断刺痛，不问轻重，悉能治之，大效"。用法为先择出自然铜、官桂、没药、乳香不炒者，其余药或炒或火焙，或日晒干皆可，然后入不炒四味，同研为末，用蜜糊丸如弹子大，用黄丹为衣。

若伤及脏腑者，提出用具有清热解毒、活血行气、凉血消肿、清心除烦功效的"清心药方"治疗。清心药方，由降真香、香白芷、苏木、枳壳、藿香、牡丹皮、紫金皮、木香、丁香、木通、山栀子、大黄、莲子肉、沉香、人参、当归、川芎、羌活、独活、花蕊石、乌豆、灯心、赤芍组成。

相比"二十五味方"，此方中生地黄、赤芍、牡丹皮，具有凉血活血的功效；降真香、苏木、枳壳、木香、丁香、沉香，可以增强行气活血之功；另有凉血解毒的栀子、攻下逐瘀的大黄、化瘀止血的花蕊石、大补元气的人参等。凡外伤疾病所致"大小肠不通"，"或恶血污心，或烦闷暴死"，均可服此。

危亦林还创造了具有行气活血、接骨续筋作用的"自然铜散方"，适用于气滞血瘀、肿痛较重者。药物组成有乳香、没药、苏木、降真香、川乌、松明节、自然铜、地龙、真血竭、龙骨、土狗。用法是"为末，每服五钱，用无灰酒调下。如病在上，食后服，病在下，空心服"。此方虽然也是在"二十五味方"基础上化裁，但由于本方药简效专，"治打攧折骨损断，正骨科中经验方也"，故为后世骨伤医家所喜用。

另外，危亦林所创大紫金皮散，具有攻下逐瘀功效，适用于跌打重症，特别是胸腹内伤者。如损及肝肺，呕血不止，或瘀血停积于内，心腹胀闷者。其药物组成是：降真香、紫金皮、续断、琥珀、无名异、蒲黄、牛膝、当归、补骨脂、桃仁各一两，大黄、朴硝各一两半。用法：上为末，每服二钱，浓煎苏木、当归，酒调，并进三服，利即安。危亦林还创制出骨伤科外敷方剂，如"木香匀气散"。其药物组成：木香、檀香、丁香、砂仁、豆蔻、沉香、藿香、甘草。方中重用行气活血、消肿止痛药。

危亦林提出用止痛方剂乳香散治打扑伤损，痛不可忍者。药物组成：白术（炒）、当归（炒）、粉草、川白芷、没药（另研）、交趾桂、明乳香（另研）。用法：上为末，每服二钱，酒调，痛时服。应痛丸治折伤后，为血气所侵，手足疼痛。药物组成：生苍术（半斤）、补骨脂（半斤，半生半炒）、茴香（六两，炒）、骨碎补（半斤，去毛）、穿山甲（去腹，桑灰炒胀为度，柴灰亦可）、生草乌（半斤，锉如麦大）。用法：用草乌半斤，生葱一斤，生姜一斤，捣烂，将草乌一处淹两宿，焙干。连同前药焙为末，酒煮面糊丸，梧桐子大，每服十五丸。酒或米饮下。寻痛丸具有止痛清心，行气活血作用。药物组成：草乌（去皮尖，生用）、乳香（火熨）、没药（火熨）、五灵脂各三两，生麝香（少许）。用法：上为末，酒糊丸如指头大，朱砂五钱研为衣。每服一丸，薄荷、生姜研汁磨化，痛止。

在临床实践中，危亦林十分注重药物加减。他指出，"伤有深浅"，体有强弱，因此应"随其吉凶用药"，不能机械地固守一方。其阐发的骨伤用药加减方法切合实际，仍为今日所采用。例如，"折骨者，则用后二十五味接骨方治之，再加自然铜、白芷、乳香、没药、川芎各五钱，立效"。"若伤脏腑，用清心药加川芎、当归、赤芍药各三钱"；"被伤浮肿不退，用清心药加皂角、黄柏皮各半两"；"或筋断接筋者，用二十五味加续断半两"；"或恶血污心不下，用清心药加大黄、枳壳各五钱"；"凡损若不折骨不碎骨，则不可用自然铜，于药内除去，无瘀则不用半夏"；"老人有伤者骨脉冷，每用加当归、川芎、川乌、木香、丁香、人参各五钱，去白芍药、生地黄，此亦是二十五味内加减"等。对于伴有内损脏腑的折伤，提出用"大紫金皮散"和"没药丸"治疗内伤。

除内服方药外，骨伤疾病还可用糁药、敷药。糁药，就是将药物研成粉末，直接撒入疮（创）口之内以助新肉生长，疮（创）口收敛。危亦林指出，如疮孔大者，可用药物洗净消毒，然后"用降真香、龙骨、没药糁之，肉即生上"；"疮孔上须用油单贴，待脓血汁出，莫待蔽塞。如夏月用药，以薄荷叶贴疮孔，一日一度汤洗，又用药糁，如肉上满疮口，用手搦不痛，如好肉一般，即用收疮口药敷上"。敷药，就是将药物制膏、研末、捣泥或炒热外敷、外贴于伤处。敷药因其药力直接作用于伤处，故往往"傅（即敷）之大效"。危亦林运用敷药，独具匠心。例如，治打扑损伤，臂臼脱出，及一切痈肿未破者，"用生地黄研如膏，木香为末，以地黄摊纸上，掺木香末一层，又再摊地黄贴上，明日痛即止效"；治刀伤血出不止，"用葱白一大握，炒熟捣烂，乘热敷定，痛与血随止，葱冷再易，立效"；疮口不合者，可"用黄丹、白滑石研细敷之"等。危亦林的敷药与掺药，弥补了骨伤科内服药之不足，内外用药，更能提高疗效。

（3）功能锻炼

危亦林不但擅长用药，而且强调在骨折和复位经整复后，要经常进行关节功能锻炼，以防关节强直，功能丧失；尤其是膝关节损伤更容易发生关节僵硬，应引起注意。例如，治疗"破伤后筋挛缩不能伸"，即"用大竹管，长尺余，钻一窍，系以绳，挂于腰间，每坐则举足搓滚之，勿计工程，久当有效"。又如，指出肘关节脱位整复之后，当于"服药后时时用屈立，不可定放"，"若不屈直，则恐成疾，日后屈直不得"。这些重视锻炼以利肢体功能活动恢复的方法，不但丰富了我国古代骨伤科治疗的内容，而且为后来骨伤科学的全面发展开创了一条新路。

4. 麻醉用药的创新成就

在麻醉方药方面，危亦林也有创新。如在实施金疮和正骨手术时，"先用麻药与服，使不知痛，然后可用手"。所用麻醉药方"草乌散"（曼陀罗、川乌、草乌、皂角、木鳖子、当归、川芎）等，现代研究证实作为麻醉处方是可行的。方中川乌、草乌主要含乌头碱，小剂量可提高大脑皮层的兴奋水平，大剂量则产生抑制作用。曼陀罗花又叫洋金花，主要含东莨菪碱，其药理作用主要通过中枢抗胆碱作用，优先阻断大脑皮层的感觉运动区，干扰皮层清醒状态的维持，另外，对网状结构上行激活系统也有一定的抑制作用，从而呈现嗜睡。而这三种药在中枢抑制镇痛作用上有协同作用。

此外，危亦林还专列"用麻药法"一节，系统阐述麻醉药的应用方法。他认为如果服了"草乌散"，麻醉深度不够，可以再加曼陀罗花及草乌各五钱，须用好酒调服，且逐渐加量。如已经达到麻醉效果者，则应立即停止给药。另外，还要根据患者的病情、年龄、体质来调节麻醉剂量。一般以"麻倒"为度，适可而止，不能过量。他告诫人们："被伤有老有幼，有无力，有血出甚者，此药逐时相度人用，不可过多……若见麻不倒者，又旋添些，更未倒，又添酒调服少许。已倒便住药，切不可过多。""若其人如酒醉，即不可加药。"他还指出，手术完毕，应即用"盐汤或盐水与服，立醒"。危亦林的这些观点与见解，曾对我国麻醉方法的进一步发展和完善起了促进作用。

（二）眼病诊治

危亦林在继承葆光道人的八廓学说基础上，结合自己的临床实践经验，对五轮学说加以发挥，对八廓学说也做了多方面的改进。危亦林应用八廓学说，对常见眼病做了病因病机的发挥，在治疗上使病位更趋于明确和具体，并使八廓与八卦逐步联系在一起。

1. 对五轮学说加以发挥

危亦林阐明了眼睛各部位与气、风、肉、血、水五轮的配属关系。其云："白属肺，气之精，气轮；黑属肝，筋之精，风轮；上下眼睑属脾胃，肉之精，肉轮；大小眦属心，血之精，血轮；瞳仁属肾，骨之精，水轮。"还对五轮各自病证的病因病机、临床表现以及常用的治疗药物加以补充说明。例如，指出"风轮病，因喜怒不常，作劳用心，昼凝视远物，夜勤读细书，眼力既劳，风轮内损。其候眦头尤涩，睛内偏痛，视物不明，胞眩紧急，宜去风药"；"血轮病，因忧愁思虑，悲喜烦恼，内动于心，外攻于目。其赤筋缠眦，白障侵睛，胞瞳难开，昏暮多涩，日久不治，失明愈深，宜清心凉血药"等。

2. 绘八廓之图，使八廓与八卦联系在一起

葆光道人对八廓学说有较详细的说明，但其书中没有定位图，无法确定八廓所指的具体部位及当时定位的情况。危亦林有关八廓的论述，不仅首次配上天、地、火、水、风、雷、山、泽八卦副名，而且还将每一廓配属眼位，"天廓传道肺、大肠，地廓水谷脾、胃，火廓抱阳心、命门，水廓会阴肾，风廓养化肝，雷廓关泉小肠，山廓清净胆，泽廓津液膀胱"。使人们能更具体、详尽地了解和掌握八廓学说的理论，从而更好地运用于眼科临床疾病的诊断与治疗。现将其具体诊治经验概述如下。雷廓在腑属命门，如《内经》所述"太阳结于命门，命门者目也"。此所言命门，实属太阳经脉之命门。若雷廓血綫较粗，浮而易见，为太阳伤风；赤脉浮而色红，为风热为患；赤脉浮而色淡红，兼鼻塞流涕，为风寒为患。乾廓在腑属大肠，坤廓在腑属胃，其病变与大肠和胃有关。若白睛血丝细碎，或乾坤二廓血丝较多，色红者，为风热为患。若乾坤两廓血丝虬曲色红而紫暗，兼大便干结者，多为肠胃热郁血瘀。

3. 补充病因病机及表现

危亦林在葆光道人对八廓眼疾的病因病症认识基础上，对八廓眼疾做了进一步补充说明，有利于定位辨病和辨证论治。如天廓（传送）之病，多为"云中射雁，月下看书，多食腥膻，侵冒寒暑"所致，症见"视物生烟，眦疼难开，不能辨认"；地廓（水谷）之病，多为"湿渍头上，冷灌睛眸"所致，症见"眼弦紧急，瘀血生疮"；火廓（胞阳）之病，多为"心神恐怖，赤脉侵眦，血灌瞳仁，热泪如倾"所致，症见"睑头红肿，睛内偏疼，热泪难开"；水廓（会阴）之病，多为"大劳，努力争斗，击捧开弓，骤骑强力"而致，症见"常多暗昏，睛弦泪多"；风廓（养化）之病，多为"枕边窗穴有风，不能遮闭，坐卧当之，脑中邪风，攻于风廓"所致，症见"黑睛多痒，两睑常烂，或昏多泪"；雷廓（关泉）之病，

多为"失枕睡卧，酒后行房，血脉溢满，精宣闭滞，风虚内聚上攻"所致，症见"眦头赤肿，睑内生疮，倒睫拳毛，遮眼睛胬肉"；山廓（清净）之病，多"因撞刺磕损，致令肉生两睑，翳闭双睛，若不早治，永沉昏暗，瘀血侵睛"；泽廓（津液）之病，多因"春不宣解，冬聚阳毒，多吃脂肥，过飧热物"所致，症见"脑脂凝聚，血泪攻潮，有如雾笼，复见飞蜂缭绕，黑花常满，难于瞻视"。危亦林对八廓眼疾的论述，比以前诸家都要详细，并选用了许多新的方药进行治疗，推动了八廓学说的发展和临床运用。

4. 倡导论治眼疾以调理脏腑为要

在眼病的分类上，《世医得效方》采用了内、外障之归纳方法。危亦林对眼病辨证论治上提出新的见解，尤其从内施治外障眼病方面具有明显特色。如"倒睫拳毛"，多发生于椒疮后期，由睑内结瘢，内急外弛所致；因拳毛触刺黑睛，遂见"泪出涓涓，翳膜渐生"。危亦林认为"此乃脾受风热"，予以"五退散"清脾祛风散热。而"黑睛生翳"，宜先服"泻肝散"，认为本病病变在胞睑、黑睛，与脾、肝两脏密切相关。而《秘传眼科龙木论》只言"肝家受热，膈内风虚"，以"细辛散"直攻其翳，更立"补肾丸"一方，与本病相去甚远。再如"漏睛"，《秘传眼科龙木论》谓其为"五脏多积风气壅毒，致令疮出眼中"，强调"切宜补治"。危亦林则认为，"此因心气不宁，并风热停留睑中"所致，予以疏风清热解毒之法，方用白薇丸。本病位在两眦，与心相关，常惧风热，到了晚期，可用补法。危亦林在继承前人分类辨证论治基础上，不墨守成规，加以发挥创新，丰富了从内辨治眼病体系。

在用药方面，《秘传眼科龙木论》总结了前人用药经验，虽在组方用药上有一定特色，但与临床实际有不符之处。危亦林重视病因病机，再处方药，使药证相合。其突出特点在于从调理脏腑入手。他指出："凡治病之道，要须药病相应，效同神圣，仍在泻实补虚，调治脏腑，方得痊愈。"如在论治眼病虚证时指出"眼目昏花，或生眵泪，久视无力"为"肝血不足"，以养肝丸（当归、车前子、防风、白芍药、蕤仁、熟地黄、川芎、代赭石）治之；而肾气不足，可致眼目昏暗，瞳仁开缩，渐成内障，取大补肾丸（磁石、菟丝子、五味子、熟地黄、枸杞子、楮实、覆盆子、苁蓉、车前子、石斛、沉香、青盐）治之。危亦林还强调，肝肾常同时为病，"肝肾俱虚"则有"眼常黑暗，多见黑花，或生障翳，视物不明"，用驻景丸（菟丝子、熟地黄、车前子）治之。纵观危亦林描述的症状，多为内障眼病之征象，但用滋补肝肾之法为后世治疗内障眼病开辟了道路。

眼病之虚证，责之脏腑，而眼病热、风、气之证，危亦林辨证亦不离脏腑。危亦林提出，"赤肿涩痛，热泪羞明"为"心热上冲"所成，治以分心气饮。方中木通、赤茯苓等导心热下行，而"眼目昏蒙，渐生翳膜"是"肝受风毒"所致，治以祛风清热，方用"菊花散"，方中菊花、蝉蜕、木贼草、白蒺藜等入肝经；若怒气伤肝，肝气不舒，或食热物，饮酒伤脾，脾气不运，可致"目赤，眼胞紫，内生赤脉"，治以"木香流气饮"，方中有青皮、陈皮、香附、厚朴等调理胃脾之药。总之，危亦林将眼病的治疗与疏理脏腑结合起来，体现了中医整体观和辨证论治的特色。

另外，危亦林还总结了包括贴药、搐鼻药、洗药、点药、针法、灸法等治疗眼病方法的七十二症方和通治方，更加方便临床运用。

（三）口齿咽喉病诊治

危亦林治疗口齿咽喉病的理论，主要在《世医得效方》第十七卷，分总说、口病、唇病、舌病、齿病、喉病等。现就其理论特色总结如下：

1. 口齿喉舌病的病因分析以脏腑为本

危亦林认为，口齿喉舌都是五脏的外候，它们通过经络与体内脏腑相联系，病因分析也必须以脏腑为本。在"总论"中提到："心之别脉，系于舌根，脾之络脉，系于舌旁，肝脉络于舌本。"因此，舌病须从心、脾、肝三经论治。三经为四气所中，或七情所郁，或心热、肝壅、脾闭都能导致舌病。口病与脾关系密切，同时与人体寒热虚实有关，脾冷则口甜，热则口苦，寒则口咸，虚则口淡，"口之津液，通乎五脏，脏器偏胜，则味应乎口"。唇全属于脾，唇病则从脾治。齿为骨之余，齿病从肾治，"肾衰则齿豁，精盛则齿坚"。咽通胃部，喉通五脏以系肺，所以咽喉病从肺胃论治。

2. 口病从热、壅毒、疮论治

危亦林认为，口病多与心脾有热相关，热又分心脾有热、血热、虚热三类。心脾有热用洗心散、四顺清凉饮；血热用甘露饮；虚热用秘传降气汤（生姜、苏叶煎水服黑锡丹）。其次，口病多为上膈壅毒，以清热解毒为主，如龙石散（寒水石、辰砂、生脑子），治疗口舌生疮，咽喉肿痛，为外用散剂；绿云膏（黄柏、螺青）治口疮瘀烂，为民间常用方；升麻散（升麻、赤芍、人参、桔梗、干葛、甘草），升阳发散，解毒生津；碧雪散（蒲黄、青黛、硼砂、焰硝、甘草），对一切壅热喉闭皆有效，从配方看具有强力清热解毒作用。对于口疮，不仅清热解毒，还注意消痈敛疮，硼砂丸（寒水石、硼砂、龙脑、麝香、马牙硝、甘草），为噙化丸，清热利咽治口臭，麝香类药物的运用加强通窍活血作用，散结开痈；远志散（五倍子、远志）治口疮，利用远志消散痈肿、五倍子解毒消肿，值得推广。

3. 唇病脾为根本，细别风热虚实之因

危亦林虽认为唇病属脾，但注意到病邪外感为发病的重要因素，临证

注意风、热、虚、实的分析。具体辨证，分为风热蕴脾、风肿在脾、燥邪唇裂、脾肺气虚四型。风热蕴于脾经，则用泻黄饮子（白芷、升麻、枳壳、黄芩、半夏、防风、石斛、甘草），白芷、升麻、防风散阳毒风热，黄芩清热，半夏化痰热，枳壳理气下气，石斛养阴生津，甘草解毒。风肿在脾，用薏苡仁汤（薏苡仁、防己、赤小豆、甘草）化湿除风消肿。燥邪唇裂，用橄榄散（橄榄烧灰为末，猪脂调涂）清润保湿。脾肺气虚，用菊花丸（甘菊花、肉苁蓉、枸杞子、巴戟天），此方有补益脾肺、调和营卫、补益肾精功效，对男子失精、女子血衰亦适用。

4. 舌病心脾为本，从虚热、风寒、中风、风湿、血热论治

舌通过经络与心脾相系，具体病因又有风、寒、湿、热、虚、血热的区别。危亦林辨证，分心脾虚热、风寒伤心脾、中风舌强、寒湿舌强、血热壅舌等类型。心脾虚热，用升麻柴胡汤清气分热与升散通利结合；风寒伤心脾，憎寒发热，齿浮舌肿，用金沸草散；中风舌强，用正舌散（蝎梢、茯神木、龙脑、薄荷）祛风止痉，通窍养心；寒湿舌强，用矾石散（枯矾、桂心）收湿通阳；血热壅舌，用文蛤散（五倍子、白胶香、牡蛎粉）外敷止血清热。

5. 牙痛分四证，分冷、热、风、虫分治

齿病主要是牙痛，原因繁多。危亦林专论"牙痛有四证"，将牙痛分热证、冷证、风证、蛀牙四类。热证怕冷水，用牙硝、姜黄、雄黄、荆芥；冷证怕热汤，用干姜、细辛；风牙不怕冷热，用猪牙皂角、僵蚕、蜂房、草乌；蛀牙有窍，用雄黄、石灰、砂糖。用药毕都要用温水漱口。

危亦林使用的某些治牙痛方很有代表性，如肾虚牙痛用安肾丸、八味丸；牙痛不可忍用蝎附散（蝎梢、附子脐、蜈蚣头、川乌头尖），止痛效果明显；牙宣出血用荆槐散（荆芥穗、槐花为末擦牙），止血效果显著；

冷证牙痛用香椒散（香附子、红川椒、补骨脂、荜茇）炒盐擦敷，止痛杀菌。

6. 喉病分18种，首选针灸疗法，分实热、虚热用药

危亦林家族对喉病有成功的治疗经验，因而列举了"秘传咽喉科一十八种喉风证"，包括单蛾风、双蛾风、蝉舌风、木舌风、舌黄风、鱼口风、毒塞喉风、缠喉风、连珠风、瘰疬风等。

危亦林认为，针灸治疗喉风证最佳，在针灸法中详细介绍了风府穴、少商穴、合谷穴、上星穴等穴位和针刺治疗咽喉证的要点。

咽喉病的用药，危亦林分实热和虚热两类，实热用药讲究先后层次，先用败毒散加味，或消风散加玄参、全蝎、薄荷。前二药不效，再用洗心散加风毒药；用药后再不效，则用防风通圣散立效。虚热则用双解散（升麻葛根汤加消风散、玄参、黄芩、薄荷），或秘传降气汤加生姜、黄芩，痰盛用养正丹及桔梗半夏汤、加味术附汤调理。

（四）疮肿病诊治

疮肿病为痈疽类皮肤外伤，和骨伤科有一定重复。危亦林在《世医得效方》卷十九的疮肿科论述中首先是"总说"，总结了元代以前的疮肿病治疗理论和成就，细细区分了各种不同的疮肿病表现及主要治法。然后列"秘传十方"，再按病症列出筛选的验方。

1. 疮肿病的病名与基本治法

危亦林认为，疮肿病有痈、疖、疽、癌、瘭、瘤等病名，都是因为"冷热不调，喜怒不常，饮食不节"，导致气血壅聚而形成。其中"痈疖属表易治，疽、癌、瘭、瘤，发属脏腑，发于脑、背、颐上，最为难治"。这些疮肿病的病名不同，危亦林认为和疮肿之大小有直接关系。如直径一寸两寸者为疖，三寸五寸肿圆赤者为痈，八寸为疽。这些疮肿病"名各不同，其色各异，有图见之"，这句话源自南宋·东轩居士所著的《卫济宝书》，

该书将痈疽类疾病列为癌、瘭、疽、瘤、痈五大症，五大症皆有图谱，是我国较早的有插图的外科方书。危亦林的疮肿病理论，多是借鉴了这部书。

在疮肿病的治疗上，危亦林指出分作三步："初作宜宣热拔毒，外以洗涤、角敷，以敛其痕瘢"；其次是"已溃则排脓止痛，朝夕亦洗涤，以舒其毒气"；最后"脓尽则生肌敷痂"。六朝以来到宋元，对痈疽类外科感染病的治疗方法，基本是外消、内托、排脓、追蚀和生肌。危亦林的治法，也基本沿用这种治则。

2. 证分不治、逆治、难治，重视心肾肺痈、肠痈和附骨疽证

危亦林沿用《太平圣惠方》的痈疽病"五善七恶"说，但具体描述有所不同，危亦林的描写更加简洁。如"饮食如常，一善；实热而小便涩，二善；肌肉好恶分明，三善"；"渴而喘，大小便滑，一恶；内未溃，肉黑而陷，二恶；已溃，青腐筋骨黑，三恶"等。危亦林注重从饮食、大小便、肌肉表面形色、渴否、是否有痰饮呕吐等角度，判断痈疽病的轻重，适用于疮肿病的早期预后。而《太平圣惠方》的七恶证，有类似急性炎症期、败血症期、全身衰竭期的描述，适用于严重性的痈疽病。危亦林还根据自家经验描述了不治之疮肿五证、逆证五证、难治六证。不治五证，如"缺盆平满，背脊平满，掌心平满，脚心平满，脐头凸出"；逆证五证，有"大渴痛不止，一逆；声细色脱，二逆；服药呕吐，三逆；睛细白大，四逆；肩胛全身转不得，五逆"；难治六证，有"两脸红似坏染，心病深；得之久，全不肿起，亦不觉痛，乃脏腑受病深；病处硬如牛领之皮，又如石榴之状，用药三五日不软者，病深；病人无时喜笑，乃神气脱，病深；口小内阔，常出青白脓汁，不疼痛，内坏，病深；病处贴膏药后，出鲜血黑血间杂血，病深"。这是从病人脸色的异常、疮肿的坚硬度、患者情志改变、疮口脓血异常来判断疾病的难治度。

从《内经》时代到金元时期，中医对痈疽病的治疗，注意从气血、

经络、脏腑来辨证，危亦林尤其重视脏腑辨证。他特别列出心痈、肾痈、肺痈、肠痈、附骨疽五大常见难治证。心痈属于心经有热或饮酒嗜热，使热毒蕴藉皮肤之外，气血凝滞而生，可用托里活血之剂；肾痈为肾气衰败的结果，突起皮红易治，肉陷皮黑难治；肺痈为劳伤气血，风寒之邪趁隙袭肺，邪热与气结聚而成；肠痈为荣卫不和，气为败浊，腹痞身热成脓；附骨疽附骨而生，脓水腐溃，碎骨出尽方可愈，治疗上要宣热去毒，又当温肾，未可专用凉剂。特别需要指出的是，危亦林对附骨疽的阐述，对骨髓炎的治疗有重要的借鉴意义。早在《圣济总录》第135卷中，古人就认识到痈疽溃后肌肉不长，是"热气虽尽，寒气不除，经络不足以温之故也，若不速治，则复生恶肉，变为冷疮"。因而不能一味宣热，必须适当"内温气血，外温皮肉"。危亦林将寒热治法结合，以肾主骨理论为指导，将宣热去毒与温肾法联合，促进附骨疽生肌愈合。

3. 细分诸疮，详列治则

危亦林将疮病分为丁疮、瘰疬、漏疮、隐疹、疥癣等，一一加以论述。丁疮，疮头黑硬如钉，传变很快，毒能入腹心，导致死亡，治疗当清心行血，破毒拔疔。瘰疬，生于项腋之间，与精神情志上的忧怒惊恐抑郁有关，属风热毒气积聚，治疗需用斑蝥、地胆。漏疮，多发项腋阴僻肛门之间，为痈疽日久，宿脓、败肉发展形成的漏孔，需温散风冷，收水生肌。隐疹，分风热在表的赤疹和寒气侵袭的白疹，治宜疏风行气。癣疥，与脏腑虚有关，热则平血解毒，冷则清心温肾。

4. 公开家传秘方

危亦林将家传的治疗疮肿病的十大方药公开，既有通治方，又有内消方、外敷方、外洗方、内护方。他将家传的治一切痈疽方称为"前锋正将"，配伍包括荆芥、薄荷、山蜈蚣、老公须、天花粉、芫荑、茹片、败荷心、川白芷、猪牙皂角、赤芍药、淮乌、红内消、甘草等，祛风除热。内消方，危亦林称为"引兵先锋"，用来退潮热，止渴解热，先用升麻葛根汤散表，再服此方。配伍包括木通、瞿麦、荆芥、薄荷、白芷、天花粉、甘草、赤芍、麦冬、生地黄、山栀子、车前子、连翘等。外敷药，治疗疽发赤肿，已经有破溃之象，名为"四面楚歌"，配伍荆芥、赤芍、大柏皮、土当归、山大黄、土白芷、天南星、赤小豆、商陆干、白及、赤蔹、白蔹、草乌、寒水石等。成脓溃烂的疮肿需要祛腐生新，危亦林用家传洗方：大柏皮、泽兰、莽草、荆芥、赤芍、山大黄、土白芷、土当归、独活等。痈发后服内消方三五日不敛，或气血虚弱而难以生肌者，用加味十奇散：当归、桂心、人参、土芎、香白芷、防风、桔梗、厚朴、甘草、乳香、没药。老人气血虚弱，伤口难愈，诸发已溃者，用防风、厚朴、桔梗、白芷、黄芪、川芎、甘草、柳桂、当归、人参。对破溃痈疽，危亦林家族还有生肉神异膏（雄黄、滑石）和止痛拔毒膏（斑蝥、柳根、木鳖子、乳没、麝香、松脂）。从这些方药的运用来看，危亦林对疮肿病的治疗，讲究步骤，分表里缓急，虚实兼顾。这些方剂参考了宋元的流行方，如《太平圣惠方》的排脓生肌散，张杲《医说·卷六》的痈疽内托散，以及朱丹溪《格致余论》"但见虚弱，便于滋补，血气无亏，可保终吉"之说等。痈疮溃烂后需追蚀除恶肉，危亦林的追蚀法，主要用斑蝥、木鳖子、雄黄、白蔹等，木鳖子、白蔹，是刘涓子丹砂膏用药，并配合活血止痛药。石胆、雄黄的使用，从《周礼·天官》疡医治疗疡时就已经开始。宋元追蚀用药，比较普遍的是《太平圣惠方》的蜣螂巴豆散，《圣济总录》的蓖麻子、生地黄、血竭、黄连、槟榔加葱豉外敷法，陈言的蟾蜍膏（大蛤蟆、乱发、猪脂膏）等。客观说来，危亦林的疮肿秘传十方，既借鉴了历代治疗痈疽病的疗法，更主要的是自家治疗疮肿病经验总结。

5. 对历代疮肿病验方的筛选

危亦林不仅列举了自家的家传秘方，还将历代疮肿方进行了筛选。例如：五香连翘汤治一切恶核、瘰疬、痈疽、恶肿等，是葛洪方；五香散升降诸气，宣利三焦，疏导壅滞，发散邪热，体现了宋代《太平惠民和剂局方》以来善用香药理气的思想；忍冬酒（忍冬藤、大甘草）治痈疽发背初起时，这一方子最早见于沈括的记载（《苏沈良方·卷九》），忍冬藤与甘草入酒一斤半浸服，可以消散痈疽，这是沈括搜集的民间验方，其后金银花成为治疗痈疽肿毒恶疮的内消良药。六朝以来，轻粉、白矾、磁石、朱砂、雄黄多用于祛腐除脓，危亦林也选取了蜡矾丸、追毒丹、追毒饼、内追毒丹等此类丹药，用来排脓引流，对痈疽、疔疮、附骨疽诸般恶疮皆有效。危亦林对各种疾病都重视民间单验方的收集，治乳痈的仙人掌草方（仙人掌草、酒糟、生姜）、赤小豆酒研方、蔓荆子酒服方，马齿苋捣敷治多年恶疮不瘥，治痈疽初发的粉乳托里散（真绿豆粉心、明乳香），都是民间经验的运用。

（五）针灸疗法

《世医得效方》中，所载采用刺灸法的 56 个病证中，灸法约占五分之四。综观危亦林在针灸方面的医疗实践经验，其灸治疗法和学术观点一样有着鲜明特色。

1. 阳证宜针，阴证宜灸

危亦林对阴证伤阴毒、瘤冷等虚寒之证，大多以灸治为主。他认为"阳毒之为病，乃阳气独盛，阴气暴绝。阴毒之为病，本因肾气虚寒，或因冷物伤脾胃，内伏既阴，外又感寒所致"，"阴毒疾势困重，面黑，四肢厥冷，则理中汤、四逆汤投之，未效，则灼艾法惟良，复以葱熨法佐之，厥阴同此法治之"。凡此虚寒诸证，大多取用气海、关元、神阙、百会、肾俞、膏肓俞等振奋阳气，祛寒、提升以挽阴回阳。此乃宗"针所不为，灸之所宜，阴阳皆虚，火自当之"之经旨。

2. 灸补针泻，虚实相应

针灸之补泻，其作用在于调理机体之阴阳。《内经》中已有火温治虚寒而灸补针泻之概念。危亦林宗《内经》《备急千金要方》有关针灸的理论，主张"治颊肿及缠喉风等，又气急者，实热针足三里，虚热灸足三里"。其他如疟疾、腰痛、脚气等湿热邪实之症，亦用针法或刺络泻血法。在施灸方式上，除了艾炷直接灸外，还应用隔盐灸、隔蒜灸和隔药灸。

3. 针灸取穴少而精

据《世医得效方》记载，应用针灸治疗的56个病症，用穴104个。其中，经外奇穴6个，随症用阿是穴27个。每个病症大多仅用1～2个穴位，每一穴名后附述其位置和取穴法。随症有1～2个加减穴，且配伍精当。在施灸取穴方面，视病症、病因部位而用竹筋大、麦粒大、绿豆大、雀粪大，或灵活地"大小以意斟量"，以定艾炷之大小，且多数用七壮、二七壮、三五壮等。

4. 灸治疗法有特色

《世医得效方》是一部论治灸法较多的方书。全书共有50多种病症选用灸法，涉及内、外、妇、儿及五官等各科。

该书所载灸法，不仅用于虚证、寒证的慢性疾患，也用于实热性病症，为"灸有补泻，实证可灸"提供了宝贵经验。如"治胃中热病，灸三里三十壮，穴在膝下三寸"；"治肺痈正作，吐脓血不已，肺俞灸二七壮"；治截疟，危亦林指出，"凡灸疟，必先问其病所发之处，先寻穴灸之亦可"，治取"大椎在第一椎下陷中宛宛中，灸三七壮至四十九，不止，或灸第三骨节亦可"，"大陵穴在掌后两骨间，灸三状立效"。此外，还记载有用灸法治疗脏腑实热所致的五毒疰、衄血、呕吐吞酸，因热毒蕴结而生的痈疽，由重阳发狂的狂痫不识人，上盛下虚的卒中等症。以上灸治经验，对现代临床仍有很好的指导作用。

具体实施灸治疗法时，讲究灸治先后、灸疗壮数视病情而定，并且特别强调施灸先后程序的重要性。如灸治"中风失音，不能言语，缓纵不随，先灸天仓二穴五十壮……熄火仍移灸百会五十壮……灸毕还灸天仓五十壮。始发先灸百会，则风气不得泄，内攻五脏，喜闭伏，仍失音也，所以先灸天仓，次百会佳。一灸五十壮，悉泄火势，复灸之，视病轻重，重者一处三百壮大效。凡中风服药剧者，但是风穴，悉皆灸之三壮，无不愈者，勿疑惑，不至心者，勿浪尽灸"。有时还需数个灸点同时起火，如灸治"石痈"之痈疽发肿坚硬不破一症，言"诸痈疽毒开阔不止，疼楚殊甚，以灸炷四枚围着所作处，同时下火，各灸七壮，多至十一壮佳"。

所灸壮数，也以病情轻重缓急而定。重病多灸，轻病少灸；虚证慢灸以补，实证猛灸以泻。对于重病、慢性病倡用小艾炷、多壮数治之，艾炷以麦粒大为标准，或如"小筋头大""绿豆大""雀粪大"。如"风翳患右目，灸右手中指本节头骨上五壮，如小麦大，左手亦如之"，壮数从数壮到数百壮不等。对病患初起，病症较轻的，则用大艾炷（如小指头大）以猛火攻之，如"治伤寒初得一二日，但烈火灸心下三处……各灸五十壮"。

对于灸后护理，"以温汤浸手帕试之"，"以柳枝煎汤洗后灸之"，以防感染，都是值得学习的经验。

为增强疗效，对某些疾病提出了"先外治，后施灸"的方法。如灸法"治痔疾大如胡瓜，贯于肠头，热如塘灰火，发则僵仆，以柳枝浓煎汤，洗后以艾炷灸其上三五壮。若觉一道热气入肠中，大泻鲜红血，秽恶，一时至甚痛楚，泻后其疾如失"。治奔豚气，"先急作汤，以浸两手足，频频易之，后灸气海百壮……又灸关元百壮……又灸期门百壮"。奔豚气病是一种发作性疾患，因其发作时气从小腹上冲胸咽，故本法先用汤浸手足，有引气下归、温经通阳之作用，再予艾灸，功效更佳，显示了本病灸疗的一大特色。

本书还介绍了施灸奇穴。全书所述施灸部位115处，列穴名70多个，并记载了"臣觉"穴（背上夹内侧，反手所不及者，骨芒穴上捻之，痛者是也）、"手逆"穴（在手腕后六寸），二穴均治狂痫；"天凭"穴（颈大筋前、曲颊下扶突穴后动应手掐中是）治狂痫及卒中等奇穴，为他书所不载，临床可参考应用。

5. 各种治疗手段灵活运用

危亦林灵活运用针灸治疗，包括针法治疗、灸法治疗、针灸合用、针药合用、灸药合用。

（1）针法治疗

如针刺肩隅治疗热证肩痛；针刺承泣治疗目不明、泪出、瞳子痒、昏夜无见、口不能言等病症。

（2）灸法治疗

治阴证伤寒，灸气海、丹田、关元等穴；灸囟会穴治虚性头痛；灸胞门穴治疗妇人妊子不成、流产等。

（3）针灸合用

针刺入唇上端的兑端穴，再在上施灸；针刺上星穴治疗颊肿及缠喉风，伴气急者。实热证针刺足三里，虚热证灸足三里。

（4）针药并用

治虚性头痛，内服"天香散"。若"满头有块子者，切宜麻油针逐个针之"；治疗疗疮，在外用"蟾蜍膏"时，可先用"针破患处"，以便于用药。

二、疾病诊治

（一）骨伤病

危亦林将骨伤病证分通治、内损、打扑伤损、刀斧棒杖伤、取箭镞、针灸伤、消烦、敷药、洗方、破伤风、破伤湿、舒筋法、退肿、麻药、合疮口、断筋、止痛 17 类，共采录方剂 82 首。

1. 方药特色

（1）内伤与外伤分治

骨伤科病证治疗时要分内伤和外伤，内伤主要是累及脏腑筋骨，或伤口在内；外伤主要是刀斧枪棒外伤、箭镞伤、针灸伤等浅表部位。内伤以汤剂内服为主，外伤以散剂外敷为主。内伤分伤及肺肝、胃脘出血、吐血、昏迷、烦闷等，用不同方剂；外伤用活血散、地黄膏、铅粉散、天牛散、白灰散等敷治止血定痛，或是荆叶散煎水洗涤患处。当外伤伤口流脓时，将黄芪、当归配伍使用，活血托脓，敛肉生肌。特别是一些简便的民间止痛验方得到了收集，如绿豆粉炒紫，汲水调膏厚敷损处，用杉木皮缚定，止痛明显；葱白炒熟捣烂热敷，止血明显；刘寄奴末掺之敛金疮、门后尘土敷之止痛、白石灰末韭菜汁调敷止血等，都是民间流传的经验。

（2）用药分气、血、瘀、痛论治

危亦林认为，跌坠损伤多伴有惊悸，惊则气乱，而且瘀血骨折容易导致气机不通，因此理气药在伤科方剂中是重要的一类。如血气错乱，昏迷不醒有苏合香丸；补血不忘调气行血，因此当归与川芎配伍使用。伤科病证最明显的特点是出血和瘀血，因此止血、活血药须灵活运用。在止血药中，危亦林多用自然铜、花蕊石、荆芥穗、百草霜、血竭、蒲黄等，除瘀不仅用乳香、没药，也注意用大黄。如导滞散治重物压身或

高处坠下，吐血下血，作热，方中仅用当归、大黄各等分，温酒调服，看似简单却十分有效。当归补血活血，大黄清热消瘀，补而不滞，消而不耗。骨伤科疾病多疼痛难忍，因此止痛是当务之急，危亦林善用川乌、草乌配伍止痛，其次为乳香、没药化瘀止痛，使用香白芷止痛是危亦林的特色。

2. 骨伤验方精粹举要

二十五味方：治跌扑损伤，骨碎骨折，筋断刺痛，不问轻重，悉能治之，大效。

香白芷（醋炒，加减）　紫金皮（醋炒）　刘寄奴　川当归（煨，盐水炒）　赤芍药　白芍药（米水浸炒）　黑牵牛　生地黄（盐水浸炒）　川芎（米水浸）　川牛膝（茶水炒）　乳香（可加减）　没药（可加减）　补骨脂（醋炒）　木通（去节）　自然铜（骨不碎折不用，盐好时用）　木香（茶水炒）　藿香　木贼　官桂（可加减）　羌活　独活　半夏（各五钱，水炒，无痰不用）　骨碎补　草乌（醋炒，孕妇不用）　川乌（大煨，孕妇则不用，各一两）

验方述评　本方活血化瘀，止血定痛。白芷消肿止痛，草乌、川乌镇静止痛，木贼止血止痛，羌活、独活祛风止痛；补骨脂、骨碎补、自然铜、刘寄奴活血续伤，散瘀止痛；当归、川芎、牛膝活血，乳香、没药化瘀；木通利血脉通关节，木香行气止痛，藿香化湿解表，官桂、半夏理气化痰止痛。现代药理研究认为，上述这些药物有一定的抗菌解痉作用。赤芍、白芍、生地黄柔阴补血缓痛。

全方以止痛为主，同时注意活血化瘀，理气生血续伤。

清心药方：治大小肠不通，或恶血污心，或烦闷暴死，每服二钱，薄荷汤或灯心汤调下，或童子小便尤好。

降真香　香白芷（醋炒）　苏木（盐水炒）　枳壳（水浸去心）　藿

香（清油炒）　丁皮（盐水炒）　紫金皮　木香（茶水炒）　丁香（米泔水炒）　木通（去节）　山栀子　大黄　莲子肉（酒煮）　沉香　人参　当归（温纸煨）　川芎　羌活　独活　花蕊石（醋淬）　乌豆　灯心（少许）　赤芍药（各等分）

　　验方述评　本方为危亦林常用的伤科验方。跌打损伤以促进伤口愈合为上，因此危亦林喜用香药温通。在他的伤科验方中，香白芷、木香、丁香、藿香、沉香、香附等常常出现，这些药物含有挥发油或某些生物碱，能扩张血管、解痉、抑制血小板凝聚性，并且普遍有抗菌作用。清心药方用于伤科恢复期，主要在于理气续伤，气血双补。方中药分三类：降真香、香白芷、苏木、枳壳、藿香、花蕊石、丁香、木香、木通、紫金皮等活血理气，消肿止痛；人参、当归、川芎、赤芍、莲子肉等补血益气；山栀子、大黄清热，乌豆消肿，灯心草清心除烦。此方具有很好的续伤、补养、抗感染的作用，是伤科的名方。

　　自然铜散：治打颠折骨损断，正骨科中经验方也。

　　乳香　没药　苏木　降真香　川乌（去皮尖）　松明节　自然铜（火煅，米醋淬七次，各一两）　地龙（去土，清油炒，半两）　真血竭（三钱）　龙骨（生用，半两）　土狗（十枚，油浸焙为末，本草名蝼蛄）

　　上为末，每服五钱，用无灰酒调下。如病在上，食后服，病在下，空心服。

　　验方述评　本方为危亦林在骨伤科初期常用的方剂。本方活血化瘀，消肿止痛的作用比较明显。药物可分三类：乳香、没药、苏木、降香重在化瘀止血，理气止痛；自然铜、龙骨、土狗、地龙、血竭重在破血逐瘀，接骨续伤；川乌、松节通络止痛。现代研究认为自然铜对骨折愈合有良好促进作用。

　　当归散：救急，疗坠马落车，被打伤腕折臂，呼叫不绝。服此，呼吸之间，不复大痛，三日筋骨相连。

当归（炒令香） 桂心 甘草（炙） 蜀椒（去汗，各三分） 芎劳（六分，炒） 附子（炮，去皮脐） 泽兰（炒，各一两）

上为末，酒服二三钱，日三服。如小儿被奔车马所损，伤其膝，皮肉决，见骨节，绝死少苏，啼不可听闻，服之便睡，十数日便行走。其神验如此。忌海藻、菘菜、生葱、猪肉、冷水。

验方述评　本方是伤科恢复方，温通补血作用显著。当归、川芎补血活血，附子、桂心、蜀椒、泽兰辛温芳香，理气止痛，活血祛瘀。

双乌散：治诸伤百损。如被打破伤损，久后时时疼痛。虽新被伤，纵不破皮而内损者，尤宜服此。

川乌 草乌（略炮，各三钱） 当归 白芍药 苏木 大黄 生地黄 红曲（炒，各半两） 麝香（少许）

上为末。用酒煮一瓦瓶，放冷服。如觉麻痹，无害。但二乌头生用有力，恐太猛，所以用温火略炮。

验方述评　本方的特色是川乌、草乌并用加强止痛作用，适合于伤科疼痛明显者。当归、白芍、生地黄敛阴补血，苏木、麝香活血祛瘀，大黄清热解毒抗感染，红曲加强温通作用。只是因为二乌并用，毒性较猛，危亦林主张温火炮制减毒，后世有蜂蜜减毒或甘草减毒等法。

内托黄芪丸：治针灸伤经络，脓流不止。

黄芪（八两） 当归（三两，洗） 肉桂 木香 乳香 沉香（各一两）

上为末。用绿豆粉四两，姜汁煮糊丸，梧桐子大。每服五十丸，不拘时候，热水下。

验方述评　本方专治针灸伤，伤口虽小，但是已化脓感染。现代研究表明，黄芪有增进非特异性免疫功能的作用，对感染性疾病有较好的疗效，而古代认为黄芪有敛疮生肌、排脓的作用。黄芪、当归气血双补，肉桂辛温、木香、乳香、沉香芳香窜透，因此能温通气血，促进伤口恢复。此方对后世化脓性伤科疾病有很高价值。

荆叶散：治从高坠下及一切伤折筋骨，瘀血结痛。

顽荆叶（一两半）　蔓荆子　白芷　细辛　防风（去芦）　桂心　川芎　丁皮　羌活（各一两）

上为末。每用一两，盐半匙，连根葱白五茎，浆水五升，煎五七沸，去滓，通手淋洗痛处，冷即再换。宜避风。

验方述评　这首属于外洗方，对伤在体表经络的伤科疾病有恢复作用。危亦林在伤科用方中重视荆芥和荆芥穗、荆芥炭的作用，现代研究表明荆芥含挥发油，水煎剂可增强皮肤血液循环，对多种菌类有抑制作用，荆芥炭止血作用明显。本方中荆芥、蔓荆子、防风、羌活祛风止痛，白芷、细辛、桂心祛风温通，消肿止痛，川芎活血行气，祛风止痛。本方用来外洗，止痛抗感染的作用良好。

（二）外感病

危亦林对外感病的治疗思想，主要存在于《世医得效方》的第一卷大方脉杂医科伤寒病，第二卷六淫所伤外感病、疟疾、时疫、痧证等。

1. 外感病论治的主要特点

（1）详于辨别脉象

在"集脉说"篇，危亦林详细论述了脉诊的重要性与具体方法。从文中的描述来看，他对脉法的理解源于精读王叔和的《脉经》，对二十四脉象的区分熟稔于心。伤寒病的脉象辨别中，危亦林注意以阴阳为纲分别脉象，如"阳病见沉、涩、弱、弦、微者死，阴病见浮、大、数、动、滑者生"。伤寒病不仅从脉象区分风、寒之邪，而且同时注意辨脉区分不同脏腑。如其云："中寒之脉亦紧，但肝中加弦，心中加洪，脾中加沉，肺中加迟涩，肾中加沉滑。"与《伤寒论》辨脉法相比，脉象的区分不再单一，更注重复合脉。另外，对七情病脉象有详细探讨，"喜则脉散，怒则脉促，悲则脉结，恐、思则脉俱沉，忧则脉涩，惊则脉颤，皆生于气也"。这是对《内经》七情妄动扰乱气机理论的进一步发挥，提高了脉诊七情病的实用性。

（2）长于病因分析

危亦林注意将疾病详辨病因，分类论治。除了伤寒六经病外，他注意将外感病分阳毒和阴毒之病。"阳毒之为病，乃阳气独盛，阴气暴绝。阴毒之为病，本因肾气虚寒，或因冷物伤脾胃，内既伏阴，外又感寒所致。"阳毒、阴毒继续发展成为阳厥、阴厥之证。对外感六淫病证的辨治，危亦林突出了发病学说中因虚致感说，如伤暑之病，"乃三伏时月，炎热大行，草萎河涸，血消气沮之人，偶或伤之，病在顷刻，中之则名中暍。轻则为伤，重则为中"。伤湿之病，"其有中者，乃脾元久虚，或为泄疾，土不制水，因兹而得"。

（3）总结伤寒六法

危亦林对各种虚实病证都能审证求因，熟练运用七方十剂、汗下吐法等。他总结伤寒病的论治大法有 6 种：发汗法、转下法、取吐法、水渍法、葱熨法、蒸法。这些大法，既参照了张仲景治伤寒的基本原则，也有自己的创新之处，如发汗法中危亦林指出汗出以"一时许为佳，不欲如水淋漓"，特别提到"发汗须如常覆腰以上，厚衣覆腰以下"，即温覆发汗时应该上半身薄覆，下半身厚覆，因为"腰以上淋漓，而腰以下至足心微润，病终不解"，发汗必须"腰脚间周遍为度"，这是来自临床实践观察的经验总结。在介绍吐法要点时，危亦林补充认为吐少病不除时，可以稍增药量，或是再三吐之，不吐者可服用热汤一升以助药力，但虚人宜少吐。水渍法，是危亦林治疗伤寒热证时的方法，类似于今天的冷敷降温法，不过敷的部位在胸部。葱熨法，是用葱白三寸火烤热，热敷脐下，属于发汗法的变体。蒸法，也是发汗法的变体，将地面火薪烧热，除灰放蚕沙、柏叶、桃叶、糠麸等，将病人连席放上，温敷候汗，等病人汗出遍体则扑上汗粉止汗，移至床上。这些方法在民间多有保留，是对药物发汗法的有效补充。

（4）伤寒病论治以阳证、阴证、和解、阳毒为大纲

危亦林在伤寒病验方的分类中，主要分为阳证、阴证、和解、通治、相类、阳毒6类。其中，"相类"指痰证、食积、虚烦等内伤病证类似伤寒外感时的用方。因此总体看来，危亦林对伤寒病的分治以阴、阳、和解、阳毒为大纲。其中，阳证指发热为主的伤寒病，包括麻黄汤、升麻葛根汤、金沸草散、小柴胡汤、大柴胡汤、大小承气汤、三拗汤、败毒散等经方名方；阴证指太阴伤寒证，收罗了五积散、人参养胃汤、四逆汤、藿香正气散、四逆散、茯苓甘草汤、麻黄升麻汤等名方。和解剂治四时伤寒伤风、伤湿伤食等半表半里通用方剂，如香苏散、参苏饮、冲和散、小柴胡汤、神术散、二香散等。对急剧恶化转为阳毒证的伤寒病，危亦林收集了升麻汤、大黄散、五柔丸、知母桂心汤、黄连橘皮汤、青竹茹汤、知母麻黄汤、白术散等方剂。而且，对津液内竭型的便秘症主张用猪胆汁蜜煎导法，属于外用法除热积。

（5）对伤寒汗法的经验补充

汗法是治疗伤寒病的重要方法。在临床实践中，危亦林根据自己的经验提出了汗法治疗的一些注意事项。如《世医得效方》第二卷"伤寒遗事"篇，危亦林讨论了战汗，三阴病发汗，以及伤寒笃证中发汗的宜忌。战汗是伤寒病治疗中标志着疾病转机的重要现象。危亦林总结了战汗四证。厥阴逆厥到第七日，脉象出现微缓微浮，是脾胃之气恢复的脉象，此时营卫将复，水升火降，会寒热作而大汗之后病解。其次是黑奴丸证，黑奴丸是危亦林常用的方剂，包括麻黄、大黄、芒硝、釜底煤、梁尘、小麦奴、灶

突墨等药物，本治伤寒或疫病调理失序，医所不治，病人七日不汗，脉洪数，身热烦躁，大渴或口噤，但心下暖。危亦林认为服用此方之后，病人须臾当寒，寒竟汗出则瘥。用此方的基本原则是病人大渴，不渴不可服。其三是小柴胡汤证具备，却用下法，而柴胡汤证仍在时，可再服柴胡汤，病人必蒸蒸振汗，汗出而解。其四是调胃承气汤证，太阳病未解，脉阴阳俱停，必先振栗，然后汗出而解。三阴病一般不能发汗，但是危亦林认为有三种情况还需微微发汗：一是太阴脉浮，少阴病发热，宜用桂枝汤微汗；少阴发热脉沉，宜麻黄细辛附子汤；少阴病二三日无阳证者，宜麻黄甘草汤微发汗，这些都是病内传阴分但仍有表证，所以属于阴证表药，是对伤寒病治疗理论的有益补充。伤寒病治疗中发汗有时反而危险，如"伤寒笃证"中，危亦林提到"汗出如油，喘促不已，水浆不下，命绝"；湿病也不能一味发汗，大发湿家汗容易引起发热致痉，不治；风温病发汗不当则谵语不治；少阴病发汗过度则九窍出血，下厥上竭；发汗不至足，发汗过剧，言乱目眩者，服麻黄汤七日不出汗者，汗出如珠不流者，都是逆证，不治。

（6）外感病注重按六经辨证列方

如"伤风"病名下，按足太阳膀胱经伤风、足阳明胃经伤风、足少阳胆经伤风、足太阴脾经伤风、足少阴肾经伤风、足厥阴肝经伤风分别采用桂枝汤、杏子汤、柴胡加桂汤、桂枝芍药汤、桂附汤、八物汤。

（7）六淫外感病注意以伤、中两类分轻重论治

除风邪只有"伤风"病名外，其他暑、湿、寒皆分"伤""中"两类区分轻重。如伤暑烦渴呕吐，用五苓散、缩脾饮、却暑散、桂苓甘露饮、冷香饮子、枇杷叶散、香薷散、小黄龙丸、竹叶石膏汤等；中暑眩晕昏迷则用大黄龙丸、益元散、消暑丸、来复丹、白虎汤等；伤湿用香苏散、黄芪建中汤、不换金正气散、茵陈汤、肾着汤、渗湿汤；中湿则用加味术附汤、甘草附子汤等。

（8）注意六淫病复合感邪病的论治

危亦林既从六淫单独外感角度分类疾病，也注意复合感邪病。如外感寒湿用麻黄加术汤，风湿相搏用桂枝附子汤，风寒湿外伤用防己黄芪汤，风湿伏暑用白术茯苓干姜汤，暑毒兼湿用茯苓白术汤，风温用葳蕤汤。这是对张仲景《伤寒论》经典方剂的运用，也是危亦林辨证灵活全面的体现。

（9）注意伤寒病后期精神症状的治疗

《伤寒论》最早提到百合病、脏躁、狐惑等精神异常病症。危亦林认为，百合病是虚劳大病之后不平复才会转为此症，因此主用百合知母汤，而呕吐后出现百合病用鸡子汤（百合、鸡子黄）。对于张仲景著名的百合洗方，危亦林认为适宜于百合病一月不解，变成渴者。对伤寒失下，不当下而下之者，热毒在胃，发斑谵语烦躁，宜用玄参升麻汤。伤寒病愈后精神不守，言语错谬，或潮热颊赤，寒热如疟者，危亦林认为皆由汗下不止，毒在心包络间所致，因此用知母麻黄汤。阳毒热结恍惚如狂用大黄散，更严重的伤寒疫病后身热烦躁，狂言乱走，精魄涣散者可用黑奴丸。伤寒调理不当毒气内结，胸腹胀满，坐卧不安，狂言妄语者，可用黄牛胆为主药的无忧散。危亦林认为，狐惑病是因为大病后肠胃空虚，三虫求食，伤人五脏，主用桃仁汤。

（10）注意女性病人温病阳毒证劳复后的特殊用药

危亦林认为，妇人得温病瘥后未完全平复时尤其要注意保养，而且丈夫传染妻子的阳易之证须速速治疗，一旦拖延多难治愈，可服用干姜汤。妇人阳毒证后未复，劳累致使热气上冲，手足拘挛搐搦如中风状，可用青竹茹汤。妇人病后劳复而小腹急痛，腰胯疼，四肢不任举身，无热发者，可服当归白术汤。

（11）疟分八类，详辨病因病性用药

危亦林对疟疾的分类非常细，超过了前人的分类。疟疾可分痰疟、瘴疟、劳疟、疟母、热疟、虚疟、久疟、截疟。其中，痰疟、瘴疟、劳疟在古代医学文献中较少提到。危亦林治痰疟用桔梗半夏汤、半夏丸，治瘴疟用附子汤、小柴胡汤、地龙饮、观音丸，治劳疟用芎归鳖甲散。在截疟方中，危亦林指出胜金丸（槟榔、常山）可治一切疟病，特别提到辰砂丸（辰砂、阿魏），认为世人治疟无非常山、砒霜之类，伤损和气，危亦林在临床中见过辰砂丸的实效，因此力推此方。朱砂有镇静安神作用，但因有肝肾毒副作用，现代很少内服。

2. 外感病验方精粹举要

金沸草散：治风壅痰盛，头目昏痛，颈项强急，往来寒热，肢体烦疼，胸膈满闷，痰涎不利，咳嗽喘满，涕唾稠黏，时行寒疫，壮热恶风。

金沸草（去梗，三两） 荆芥穗（四两） 麻黄（去节，三两） 甘草（一两） 半夏（汤洗七次，一两） 赤芍药（一两） 前胡（三两）

验方评述 金沸草散出自孙思邈的《千金翼方》，治肺经受风，头目昏痛，咳嗽声重，涕唾稠黏及时疫寒热。危亦林所选方源自《太平惠民和剂局方》配伍比例，此方打破了《伤寒论》时代以来只重风寒外感，用麻黄、桂枝发汗解表的单一局面，更侧重祛风和化痰。金沸草即旋覆花，咸苦微辛，其功用与半夏类似，最为轻浮，因此能上入于肺，苦能泄热气，咸能化痰结，辛能行痰湿，对痰饮阻肺者能降而泄之；前胡甘苦微辛，能降泄高亢之气，而疏畅下行之滞，主下气行痰；麻黄以大开腠理而泄其风；荆芥辛苦而性上浮，祛头面之风，祛经隧之湿，此方以之为君药，兼去风痰，诸药升提，上入于肺，而后降下坠其痰也；赤芍酸甘泻肝敛阴，防麻黄之过散，用赤者以行水分收痰湿也；轻用半夏者，在于通滞行痰；甘草健脾土，以缓肝急。危亦林重视金沸草散的使用，用它治疗伤寒阳证、伤寒痰

证、中风痰热证等。

五积散：调中顺气，除风冷，化痰饮。治脾胃宿冷，腹胁胀满，胸膈停痰，呕逆恶心。或外感风寒，内伤生冷，心腹痞闷，头目昏晕，肩背拘急，肢体怠惰，寒热往来，饮食不进。及妇人血气不调，心腹撮痛，经候不调，或闭不通。及口中冷，背心恶寒，并宜服之。

白芷（一两半）　陈皮（去白，三两）　厚朴（去粗皮切，姜汁炒干，三两）　桔梗（去芦，六两）　枳壳（去瓤，三两）　川芎　甘草（炙）　白茯苓（去皮，各一两半）　苍术（十二两，米泔浸，去皮切，炒赤）　当归（去芦尾，一两半）　麻黄（去节，三两）　杨芍药（一两半）　干姜（煨，二两）　半夏（汤洗七次，一两半）　肉桂（去粗皮，一两半）

验方评述　五积散出自《太平惠民和剂局方》，是在二陈汤基础上发展起来的有名方剂。清代汪昂在《医方集解》中将五积散归入表里之剂，称其为"解表温中除湿之剂，去痰消痞调经之方"，"能散寒积，食积，气积，血积，痰积，故名五积"。该方由15味药组成，其中苍术、厚朴、陈皮、甘草为运脾化湿消食积之平胃散；陈皮、半夏、茯苓、甘草为主治痰饮之二陈汤。方中有治太阳表证的桂枝汤，又有治痰饮之苓桂术甘汤，治肾着病的苓姜术甘汤，还有四物汤去熟地黄，具行血调经之功，还有麻黄合桂枝辛温发表以散表寒；姜、桂、枳、朴温里以行气滞；陈皮、半夏合麻黄、桔梗开肺以豁痰；麻、桂、干姜、白芍、归、甘草具续命汤之方意。

综观全方，配伍严谨，实为诸名方的综合复方。该方不仅主治寒、食、气、血、痰五邪之郁积，而且对表里内外、脏腑经络之寒湿阴邪，皆能治疗。危亦林广泛运用五积散治疗各种寒性疾病，如伤寒阴证、咳疟寒证、时疫、疝病虚冷、寒证麻痹、下痢冷证等。特别是产后伤寒，危亦林认为妇女血虚为本，竹叶石膏汤、小柴胡汤等清热剂性寒劫阴，恐难轻用，而五积散较为适合。

香葛汤：治四时感冒不正之气，头痛身疼，项强寒热，呕恶痰嗽，腹痛泄泻。不问阴阳两感，或风寒湿瘴，服之大效。

紫苏（去根）　白芍药　香附子（炒去毛）　川升麻　白干葛　薄陈皮（各一两）　白芷　大川芎（各半两）　苍术（米泔浸，切，炒黄色，一两）　大甘草（半两）

上锉散，每服四钱，水一盏半，生姜三片，煎，热服，不拘时候。

验方评述　香葛汤最早见于南宋刘昉《幼幼新书》，香附子、川芎、紫苏、陈皮理肝、脾、胃之气；升麻清热升阳，干葛清热缓急，尤长于缓解伤寒外感项背疼痛；白芷解表散风，芍药柔血敛阴，苍术化湿，甘草调和诸药，缓急止痛。危亦林认为，香葛汤能理气止痛，兼化痰除湿，无论外感阳证、阴证皆适合，尤为适合作和解剂。治疗外感热证，或是小儿湿热不时暴呕皆可。

黑奴丸：治伤寒调理失序，医所不治。及时行疫病，七日不汗，脉洪数，面赤目瞪，身热烦躁，狂言欲走，大渴或口噤，精魄已散，但心下暖，旋开口灌药下即活。亦治阳毒发斑。

麻黄（去节）　大黄（各二两）　芒硝　釜底煤（别研）　梁尘（别研）　小麦奴　灶突墨（各一两，别研）

上为末，炼蜜为丸，弹子大，新汲水研下一丸。渴者与冷水尽饮之，须臾当寒，寒尽汗出便瘥，若日移五尺不汗，依前法煎服一丸瘥。须病人大渴乃可与之，不渴者勿服。

验方评述　危亦林的时代外感热证多见，特别是热病后期引起情志狂躁异常者为危候。黑奴丸出自葛洪《肘后备急方》卷二，《太平圣惠方》收录。方中大剂量的清热泻下药与镇惊用煤、墨共用，加麻黄宣散，小麦安神宁躁。治疗外感阳毒证发斑躁狂适用。

知母麻黄汤：治坏伤寒，以伤寒瘥后，经久，精神不守，言语错谬，或潮热颊赤，寒热如疟，皆由汗下不止，毒在心包络间所致也。

知母（一两半） 麻黄（去节） 甘草（炙） 芍药 黄芩 归心（各半两）

验方评述 知母麻黄汤出自《伤寒论》，清热敛血养心，危亦林认为外感阳毒证不仅要注意清解热毒，还要兼顾血热和心神的躁扰。本方知母既能清气分之热，又能清阴分之热，知母配黄芩清肺热，加芍药、归心敛血滋阴，麻黄宣散，甘草调和。和知母桂心汤相比，本方以归心易桂心，从调和营卫、宣散为主转为清热与敛血养阴结合，对伤寒后期血热不宁，热扰心神适用。

青竹茹汤：治妇人病未平复，因有所动，致热气上冲胸，手足拘急搐搦，如中风状。

瓜蒌根（二两） 青竹茹（刮，半斤，淡竹者）

验方评述 危亦林用青竹茹汤治妇女伤寒病后复感，热气冲胸如中风状。实际为热邪躁扰之象，女子以血为本，因此用瓜蒌根清热敛阴，青竹茹辛甘微寒，入肺胃擅长化痰止呕，对痰热证尤为适合。后世明代《普济方》206卷有青竹茹汤用芦根、竹茹、粟米、生姜，是在此方基础上增添生津、安胃之功以治伤寒呕哕。

（三）痛证

危亦林对痛证的治疗四项，主要保存在《世医得效方》第三卷的腰痛、身疼、臂疼、胁痛、腹痛五篇之中。

1. 危亦林对痛证的辨治特点

（1）采用病因辨证为主的方法

痛证的主要病因，不外乎风、寒、湿、热、气滞、闪挫、房劳、七情忧恼等。因此，危亦林在"身疼"篇中，按"风证""寒证""湿证""血滞""冷痰作""劳倦""虚损证"等列举治方。"臂疼"按风证、寒证、湿证、七情、痰证、气滞、血气滞、热证来列方。"胁痛"按伤寒、气滞、七情、通治列方。"腹痛"按风证、寒证、暑证、湿证、热证、冷证、积证、虫证、虚证、通治来列方。这样不仅辨证清晰，而且用方时条理分明，十分方便。

（2）痛证以"通"法为主治之法

危亦林认为，凡痛"大抵宜通"，通法包括通气和血与通利脏腑两种方法。这仍然遵循了"不通则痛"的古法，通气和血主要针对气滞血瘀类疼痛，危亦林喜用舒筋散治血滞腰痛，人参顺气散治气滞腰痛，牵牛丸治冷气流注腰痛，舒经汤治血气滞臂痛，神保丸治气滞胁痛，小理中丸治三脘气弱心腹疼痛。对于气血瘀滞之类的疼痛，常用的药物有官桂、当归、木香、丁香、川芎、羌活、枳壳、陈皮、青皮等，都属于辛温理气、补血活血之类。使用时根据具体疼痛部位还会区分经络、脏腑等内外不同而具体论治。通利脏腑法要根据寒热病因不同，针对不同的脏腑来用药，如肠胃积滞型的疼痛，属中焦积寒者用小理中丸，便秘腹痛用四顺清凉饮，风冷袭胃腹痛用胃风汤，恼怒伤肝气胁痛用枳壳煮散，房劳伤肾腰痛用八味丸，久居湿地伤肾腰痛，用五苓散合青木香丸等。

（3）腰痛多从肾虚治

腰为肾之府，是肾的外候，因此对腰痛的辨治，危亦林多从肾来论治。具体又分风伤肾经（用独活寄生汤）、寒伤肾经（用五积散）、湿伤肾经（用肾着汤）、风热腰痛（用败毒散）、血滞腰痛（用舒筋散）、气滞腰痛（用人参顺气散、小七香丸）、闪挫腰痛（用神曲酒）、肾虚劳力腰痛（用青娥丸）、老年肾气虚损腰痛（用二至丸）等。这体现了脏腑辨证与病因辨证的结合。

（4）身痛分虚实论治

身痛多属邪在肌表经络或内伤劳损所致。危亦林认为，身痛是某些外感病的典型症状，如感寒邪身痛用香葛汤，伤湿身痛用五苓散，这些都是实证。虚证身痛主要是血气劳伤所致，四肢倦怠，骨节烦疼，可用秦艽鳖甲散；虚损明显，全身不适者，可用十补汤。

（5）臂疼分外感与内虚论治

臂疼属于风证外感者用五灵脂散，寒证用五积散、败毒散，湿证用活络汤。内伤虚损型的臂痛，属于荣卫之气循行失度，留滞经络所致；与七情诱因有关的可用白芥子散、流气饮子，与痰证有关的可用茯苓丸、控涎丹等。

（6）腹痛多与肠胃相关，从外感、虫证、虚损论治

腹痛最常见的是肠胃病，肠胃不足，风冷乘之，泄泻腹痛用胃风汤，寒积腹痛用五积散，暑湿阻滞用香薷散或香苏散，热积腹痛便秘用四顺清凉饮，冷积脐下痛用椒附丸，食积证用神保丸，虫积用化虫丸，虚证用当归建中汤。

2. 痛证验方精粹举要

舒筋散：治血滞腰痛，亦治闪挫。

延胡索　当归　官桂（各一分）

上为末，每服两钱，温酒调下，食前服。或加牛膝、桃仁、川续断亦效。

验方评述　此方活血止痛，对血滞血瘀型腰痛有效。《校注妇人良方》卷四引用此方，加杜仲、羌活、芍药三味药物。危亦林在妇科方中选用的延胡索散是将此方稍加变化，官桂用桂心，三药各一两，热酒、童便调服治疗产后脐下痛，止痛效果神验。

趁痛丸：治腰臂痛。

五灵脂　赤芍药（各半两）　川乌（一个）　没药（四钱）　麝香（一钱）

上为末，酒糊丸。空心温酒送下。

验方评述　此方源自南宋朱佐《朱氏集验方》，散瘀血、除痹痛，危亦林用来主治腰臂疼痛。与本方同名的共有三方，另外两首趁痛丸，一是《圣济总录》卷十的趁痛丸（大戟、甘遂、白芥子），治风毒走注疼痛；还有一首趁痛丸，危亦林用治历节风，配伍为草乌头、熟地黄、南星、半夏曲、白僵蚕、乌药，治疗走注历节诸风软痛，卒中倒地，跌扑伤损。

小七香丸：治郁怒忧思，气滞腰痛。

甘松（炒，十两）　甘草（炒，十五两）　香附子（炒，去毛，十五两）　丁香皮（十五两）　蓬莪术（煨，趁热碎，二两半）　缩砂仁（二两半）　益智仁（炒，七两半）

上为丸，每服五十丸，橘子一钱，盐少许煎汤，空心服，或用沉香降气汤打和匀气散。

验方评述　小七香丸源自《太平惠民和剂局方》卷三，本用化积、消食、止泻。危亦林用本方治腰痛，一般腰痛常见寒湿伤肾、劳力闪挫、血瘀气滞等，情志抑郁而气滞腰痛者较少提到。危亦林用此方活血理气、行气止痛、温脾补肾。特别是益智仁的使用，用其治疗虚损性腰痛体现了"腰为肾之府"的思路。

二至丸：治老人、虚弱人肾气虚损，腰痛不可屈伸。

鹿角（各二两）　麋角（各二两）　附子（炮，去皮脐）　桂心（不见火）　补骨脂（炒，各一两）　杜仲（去皮，锉，一两）　鹿茸（酒蒸，焙，一两）　青盐（别研，一两）

上为末，酒糊丸如梧子大，每服七十丸，空心，用胡桃肉细嚼，以盐酒、盐汤任下。

验方评述 本方与《医方集解》二至丸（女贞子、墨旱莲）同名但组方完全不同，选用鹿角、麋角、鹿茸等血肉有情之品补肾填精，滋阴养血，桂、附温里壮阳，补骨脂、杜仲壮腰健肾。此方对老年虚损性腰痛有效。

活络汤：治风湿臂痛，诸药不效。

白术（薄切，一两） 当归（净洗，薄切，干称） 独活（净洗） 羌活（净洗，去芦，切，干） 甘草（炙） 川芎（各半两）

上锉散，每服三大钱，水一盏半，姜五片，慢火煎至一盏，去滓温服。

验方评述 本方为危亦林治臂痛湿证方。独活、羌活祛风除湿，白术化湿健脾，当归、川芎活血养血，甘草调和健脾。对风湿性关节痛而内外湿邪盛实者适用。本方可与陈自明著名的治臂痛舒经汤相比，两方皆用白术、羌活、当归，但舒经汤用片姜黄、海桐皮，祛风湿除痹痛明显，片姜黄尤善除上肢痹痛，本方则以祛风湿、化湿邪为主。

流气饮子：治风湿臂痛。

紫苏叶 青皮 苦梗 当归 芍药 乌药 茯苓 川芎 黄芪 枳壳（去瓤，麸炒） 防风（各半两） 甘草 橘皮（各三分） 木香 连皮 大腹子（二两，挫，姜汁炒）

上锉散，每服水二盏，姜三片，枣一枚，煎至一盏，去滓服。

验方评述 危亦林用此方治臂痛七情证，源自宋代《全生指迷方》，善治气病，七情郁滞则脾胃失职，化痰阻气。本方主要用紫苏叶、青皮、川芎、橘皮、枳壳、木香、乌药等理气行滞，疏泄肝脾郁滞；黄芪、当归、茯苓、甘草、芍药等补益气血，健脾益气。本方对肝郁脾虚、风湿气滞性臂痛有效。

神保丸：治诸气刺痛，诸药不能治。

木香 胡椒（各一钱） 全蝎（七枚） 巴豆（十个，去皮心）

上为末，汤释蒸饼丸麻子大，朱砂为衣。每服五粒。心膈痛，柿蒂、灯心汤下，腹痛，柿蒂煨姜汤下。

验方评述 神保丸出自《苏沈良方》，本治心膈痛、腹痛、胁下痛、气喘、气噎、大便秘结等。危亦林用此方治各种气病疼痛，如气滞型臂痛、气滞型胁痛、腹痛积证、妇科臂痛等。他指出，"诸气，为膀胱气胁下痛最难治，独此药能去之"（《世医得效方·诸气》）。另外血痛、肾气胁下痛、气噎、项筋痛都可以用此方治疗。

（四）痹病

1. 危亦林对痹病的辨治经验

危亦林将痹病按病因分为风寒湿痹、寒痹、痰饮痹、血气滞痹、筋痹和热痹。从分类上说简单而切合实际，涵盖了痹病中最常见的类型，除筋痹是按部位辨证外，其他皆为按病因辨证。

对于风寒湿痹，危亦林列举的方剂最多，这是因为从《内经》以来普遍认为痹病是"风寒湿三者合而为病也"。危亦林列了六首验方，其中附子汤、乌头汤、理中汤来源于张仲景方，黄芪酒方主要治风湿痹，以身体顽麻、皮肤瘙痒、筋脉拘急为主症。苍耳散为单方，治一切风湿痹，现代研究认为苍耳子降压、镇咳、止痛，对苍耳子治疗风湿性疾病的研究不断受到重视。薏苡粥属于食疗方，对久患风湿痹者，可以补正气，除胸中邪气，利肠胃，消水肿，并且有延年益寿的养生作用。

痰饮型痹病，危亦林选用茯苓汤一方，主治手足麻痹，多睡眩冒。方中用半夏、赤茯苓化痰利湿，橘皮、枳壳理气，佐以桔梗、甘草升提调和。

血气滞型的痹病，选用宋代陈自明的三痹汤，对血气凝滞所致的风痹、气痹有效。

筋痹用羚羊角汤，寒痹用五积散，热痹用升麻汤，治肌肉热极，体上如鼠走，唇口反纵，皮色变。

2. 痹病验方精粹举要

附子汤：治合痹，骨节疼痛，皮肤不仁，肌肉重着，四肢缓纵，腰脚酸疼。

生附子（一两）　白芍药　官桂　甘草　白茯苓　人参（半两）　白术（三钱）

上锉散，每服四钱，水二盏，生姜七片，煎至六分，去滓，食前服。恶甜者，减甘草一半，兼治瘦极筋脉，气虚倦怠，遍体酸疼。

验方评述　本方为《伤寒论》附子汤加官桂、甘草，仲景用附子汤温经助阳、祛寒除湿。危亦林用此方治疗最常见的三痹，以寒湿气虚为主证。

乌头汤：治寒冷湿痹，流于经络，挛缩不得转侧。

大乌头　细辛　川椒　甘草　秦艽　附子　官桂　白芍药（各七分）　川独活（一两三钱半）

上锉散，每服三钱，水一盏半，枣二枚。同煎至八分，去滓，空心食前服。

验方评述　《金匮要略》和《圣济总录》都有乌头汤，但此方首见于《世医得效方》卷三"诸痹"门。方中药物多辛温，危亦林用此方治寒湿痹。与《金匮》乌头汤相比，《金匮》方重在补气宣散兼温里散寒，本方大辛大热，温里散寒作用较强。

黄芪酒：治风湿痹，身体顽麻，皮肤瘙痒，筋脉拘急，言语謇涩，手足不遂，时觉不仁。

黄芪（去芦）　防风（去芦）　官桂（不见火）　天麻　草薢　白芍药　当归（去芦）　云母粉　白术　茵芋叶　木香（不见火）　仙灵脾　甘草　川续断（各一两）

上锉散，以生绢袋盛，以酒一斗浸之，春五日，夏三日，秋七日，冬十日。每服一盏，温暖服之，不拘时候。常令酒气相续为佳。

验方评述　本方与《千金方》治半身不遂的黄芪酒方和《圣济总录》治产后中风的黄芪酒方皆不同。本方祛风除湿为主，兼理气活血柔筋。危亦林用来治疗风湿痹证之肌痹和筋痹。

羚羊角汤：治筋痹，肢节束痛。

羚羊角　薄桂　附子　独活（各一两三钱半）　白芍药　防风　芎劳（各一两）

上锉散，每服三大钱，水一盏半，生姜三片，同煎至八分。取清汁服，日可以二服。

验方评述　本方与《圣济总录》诸羚羊角汤皆不同，为危亦林治筋痹方。桂、附温阳散寒，羚羊角祛风止痉，独活、防风祛风除痹，白芍、川芎敛阴活血行气。对血虚营卫不和，风寒侵袭筋脉的痹病有效。

升麻汤：治热痹，肌肉热极，体上如鼠走，唇口反纵，皮色变。兼诸风皆治。

升麻（三两）　茯神（去皮）　人参　防风　犀角　羚羊角　羌活（各一两）　官桂（半两）

上锉散，每服四钱，水二盏，生姜二片，竹沥少许，同煎至一盏，不拘时温服。

验方评述　本方与《圣济总录》升麻汤不同，是危亦林治热痹、皮痹方。其特点是祛风发散药与清阴分热药相结合，升麻、羌活、防风、羚羊角祛风止痉，官桂通阳发散，人参补益元气，犀角清血热，茯神安心神。对外有肌肤顽麻，热在肌表，内有血热心神躁扰者适用。

（五）疸证

1. 危亦林对疸证的辨治经验

对疸证的辨证，危亦林主要参考了仲景学说，但是在按病因分类时做了补充，分风证、暑证、湿证、时行四种，另列黄汗证治方，这五种以外感为主。在按内因分类时，分黄疸、谷疸、脾疸、酒疸、女劳疸、热疸、虚劳疸、久黄、积黄证。

风疸的原因又分风热和风寒两类。其中，风热瘀滞型，全身黄，发寒热，好卧不欲动，脉阳浮阴弱，治疗可用艾煎丸，清热渗利。风寒不解发为黄疸，可用麻黄三两煎酒，发汗解除。

暑疸属于伏暑天气发黄，烦渴湿热，可用五苓散或茵陈汤。

湿疸以湿郁发热黄疸为主，一身尽痛，发热下血，用矾石滑石散。

传染性黄疸，用栀子丸，属于急黄及瘴疟疫病。

黄汗用苦酒汤，身肿发热，自汗如柏汁，黄芪、芍药、桂心煎苦酒服。或桂枝加黄芪汤。

黄疸用茵陈散、小半夏汤；谷疸用苦参丸；脾疸用龙脑丸；酒疸用葛根汤、酒蒸黄连丸、六物饮、人参散、辰砂妙香散等；女劳疸用石膏散；热疸用一清饮；虚劳疸用秦艽饮；久黄用苦参散；积黄用无忌紫金丸。

危亦林认为，疸证既有外感原因，也有饮食内伤原因。外感以风热、风寒、暑湿、疫疠为主，主要用清热解毒、利水渗湿、泻下清热法，艾蒿、茵陈、栀子、大黄、滑石等常用。黄汗为疸证的变证，有气虚与营卫不和的原因，因此黄芪、桂枝、芍药之类多用。内伤疸证多由于酒食多度，又为风湿所搏，热气郁蒸而成。热蒸于上，必须清热兼泻下，因此茵陈、栀子、木通、大黄连用。谷疸为胃热气浊，谷食不消，热郁发黄，用苦参、栀子、龙胆草清泄，加人参益气，药中加猪胆汁效果更佳。酒疸在古代很常见，危亦林列方亦多，认为五疸中酒疸变证最多，因为每个人对酒的耐受性不同，酒之热毒，渗入百脉为病，流于清气道中，变化种种不同。葛根汤专治酒疸，六物饮治酒疸肚胀，人参散治饮酒房劳，如神散治酒毒不散发黄。

2. 疸证验方精粹举要

艾煎丸： 治因伤风，瘀热不解，发为风疸，举身黄，小便或黄或白，寒热，好卧不欲动，其脉阳浮阴弱。

生艾（二月采，一束，捣烂，铜器煎如膏） 大黄（蒸） 黄连（炒） 瓜蒌根 凝水石（煅） 苦参 葶苈（纸隔炒，各等分）

上为末，以艾膏和所得，丸如梧子大。初服六七丸，渐加至二十丸。

验方评述 本方源自《备急千金要方》卷十，用来治疗风疸，全身黄，发寒热，为感受风邪，肝胆疏泄失调，因此用生艾、大黄、寒水石、苦参、葶苈清热除湿，脉阳浮阴弱，故用瓜蒌根养阴。

茵陈散： 治黄疸。食已即饥，身体、面目、爪甲、牙齿及小便悉黄，寒热，或身体多赤多青。皆由酒食过度，为风湿所搏，热气郁蒸而成。

茵陈 木通 栀子仁（各一两） 大黄 瓜蒌（一个） 石膏（二两） 甘草（炙，半两）

上锉散，每服水一盏，生姜五片，葱白一茎，煎至八分，去滓温服，不拘时候。

验方评述 本方为危亦林选自《太平圣惠方》卷五十五的治黄疸方。黄疸多为风湿热蕴，胆失疏泄，本方茵陈、栀子仁清利肝胆湿热，石膏、大黄清气分与腑热，瓜蒌清热养阴，木通利小便而给邪热出路。清热与利湿结合，邪有出路。本方为治疸热发黄的代表性方剂。

苦参丸： 治胃蓄瘀热，气浊，食谷不消，大小便不利，胀满不下食。亦治因劳发热，热郁发黄。

苦参（三两） 龙胆草（一两） 栀子（去皮，炒，半两） 人参（三分）

上为末，以猪胆汁入热蜜少许搜和，丸如梧子大。以大麦煮饮，下五十丸，日三服。

验方评述　本方的特点重在清肝胆湿热，尤其是加入猪胆汁后清热作用加强。因为过于苦寒，加入参扶助元气。本方是危亦林治谷疸方。

龙脑丸：治胸中郁热，肺热喘嗽，口臭喉腥，或口甜。丈夫吐血，妇人热血崩，并皆治。

龙脑薄荷（五两，净叶）　蒲黄（一两）　麦冬（去心，二两）　阿胶（一两）　甘草（一两）　人参（一两）　川当归　黄芪（一两半）　木通（一两）

上为末，炼蜜如梧子大，每服二十丸。

验方评述　本方为危亦林治脾疸方，清热不忘养阴，全方并不苦寒，反而补血、益气、养阴、通利，对脾肺气虚有热证者适合。因方中有蒲黄止血，因此也适合热证血崩。

葛根汤：治酒疸，因下后，久久为黑疸，目青面黑，心中如啖韭薤状，大便正黑，小便亦或黑，其脉微而数。

葛根（一两）　枳实（去瓤，麸炒）　栀子仁　豉（各一两）　甘草（炙，半两）

上锉散，每服四钱，水盏半，煎至八分，去滓温服，不拘时候。

验方评述　本方出自南宋严用和《重订严氏济生方》，本治酒疸，由饮酒过多，胃内生热，复因酒后当风入水，以致身目发黄，心中懊忱，足胫满，小便黄，面发赤斑者。危亦林用来治酒疸郁热，肠胃不通，专门针对酒之湿热毒，清热利湿，宽肠下气。

一清饮：治疸发热，诸热通用。

柴胡（三两）　赤茯苓（二两）　桑白皮　川芎（一两）　甘草（炙，半两）

上锉散，每服三钱，生姜、枣子煎服。

　　验方评述　本方选自宋代《仁斋直指方》卷十六的治疸证发热方。危亦林专门用来治疗热疸。柴胡清肝脾之热，桑白皮清肺热，赤茯苓清血热，川芎活血行气，疏泄疸郁，甘草健脾。

　　无忌紫金丸：治脾胃，退黄。

　　针砂（醋煮通红）　紫金皮（酒浸）　香附子（炒）　三棱（醋浸一宿，煮）　苍术（米泔浸）　陈皮　青皮　厚朴　缩砂（各一两）

　　上醋糊丸，每服三十丸，酒煮水下，川椒汤服亦可。

　　验方评述　本方首见于《世医得效方》卷三，治疗积黄证。全方理脾胃之力强，香附子、陈皮、青皮等疏肝理气，苍术、缩砂健脾化湿，厚朴下气，三棱理气行血，紫金皮活血消瘀，用来治疗食积结块，四肢怠惰，身面俱黄，肚腹膨胀病症适合，即俗名"黄胖病"。

（六）肠胃病

1. 危亦林对肠胃病的辨治经验

　　危亦林对肠胃病的治疗思想，主要体现在《世医得效方》第四卷呕吐门、心痛门，第五卷脾胃门，第六卷秘涩门、胀满门。

　　危亦林认为，呕吐主要是外感六淫和内伤二因。外感以风证、寒证、暑证、湿证为常见因素，内伤以七情郁结为主。其中，风邪入胃呕吐者，会兼自汗或身疼，用藿香散；胃虚寒呕吐者，用枳梗半夏汤或理中汤；伤暑饮冷呕吐不止者，用香薷散或五苓散；体虚冒雨感湿呕吐者，用加味治中汤；七情伤感，忧思郁结者，用大藿香散。

　　危亦林在治疗呕吐时，注意温胃和理气两大原则。呕吐者多胃气虚，呕吐本身即胃气逆，因此在呕吐方中人参、白术、茯苓健脾益气的药物最常用，其次是陈皮、青皮、木香等理气之品。特别是几乎每方都在煎成后嘱以生姜、红枣入药汁，更是温胃思想的体现。

　　古代心、胃常常不分，《世医得效方》的"心痛"门实际将胃痛病和心痛病混合，以胃痛为主。危亦林对此类痛证分风证、寒证、七情、食伤、热证、虚证、卒痛、虫痛、真心痛几种。各证随病因不同而分治，如寒证用加味麻黄汤，是麻黄汤加入细辛、干姜温中，半夏、香附子理气化痰，此方散寒为主。而加味四七汤则以理气止痛为重，实为桂枝汤与半夏厚朴汤的合方加减。危亦林重视情志致病，因此用七气汤、沉香降气汤治疗情志郁结导致的心腹疼痛。危亦林对痛证的治疗多从气论治，因此对心胃卒痛证选用延胡索散、木香匀气散、苏合香丸、香附散、神保丸等治疗。

在《世医得效方》第五卷脾胃门中，危亦林将脾胃病分虚证、热证、翻胃三类论治。脾胃的虚证又分气虚胀满、脾胃不和、心脾气弱、脾胃虚寒等类型来列方。危亦林认为，不善养生之人最易脾胃虚衰，男性多因房劳过度，真阳衰弱，坎火不能上温脾土，中州不运，导致饮食不进，或不食而胀，或食已不消，都是脾肾虚衰的结果。因此，危亦林主张补脾不若补肾，肾气壮盛，丹田火上蒸脾土，中焦自治。常用方有丁沉透膈汤、谷神嘉禾散、附子建中汤、千金养脾丸、参苓白术散、平胃散、胃丹、补真丸等。

胃热证用泻黄散、枳壳丸、橘皮竹茹汤等。

古代翻胃与呕吐虽都属于胃气上逆，但病因病机并不一样。呕吐多为实证，呕吐时多骤急有声，而翻胃多为虚证，吐时无声。危亦林认为，翻胃的原因有两种，即饮食过度、胃气上逆和忧思蓄怒，积聚冷痰，动扰脾胃。女性得翻胃之疾，多由血气虚衰，男性多由下元冷惫。翻胃的表现多种多样，有食罢即吐，有朝食暮吐，暮食朝吐，所吐酸臭，或吐黄水。出现此疾，都是脾败的结果，"唯当速疗，迟则发烦渴，大便秘，水饮纤悉不得入，不旋踵毙矣"。危亦林治翻胃的经验方有安脾散、薤白粥、桂苓散、三棱煎丸、正胃散、青金丹、大仓丸、六丁丸、温胃散等。

　　危亦林将大小便不通列入《世医得效方》第六卷"秘涩"门。大便不通分风秘、气秘、虚秘、热秘、湿秘五种证型，二便秘涩皆有通治方。

　　对于大便秘涩，危亦林分风证、气证、虚证、积证、热证、湿证治疗。风秘脾约用脾约麻仁丸，风入脏腑秘涩用皂角丸，大肠有风秘结用皂角枳壳丸，风毒秘涩用疏风散，肠胃气壅风盛用枳壳丸，搜风散治外感风邪大便秘结，虚人老人风秘用二仁丸。气秘以气滞为主，可用四磨汤、苏子降气汤、橘杏丸、苏麻粥、小通气散等。积滞秘结用脾积丸、木香逐气丸、感应丸等。虚秘，中年高冷秘型用半硫丸，津液枯燥型用威灵仙丸，精枯肠涩、传导艰难型用五仁丸，发汗过度、津液少而腑秘者用润肠丸，老人胃寒气怯便秘用胃气丸，年高便秘用黄芪汤。

　　热秘有气壅风盛者，用神功丸，大肠实热者用槟榔丸、四顺清凉饮、小三黄丸。湿秘多为肠胃有湿，可用单方槟榔散。

　　通治大小便不通方中有大润肠丸，单方独枣汤。危亦林还特别介绍了民间的敷药法，治闭结至极、昏不知人时，用大螺一两枚，带壳和盐捣碎，敷脐下一寸三分，用帛带系之。另外，蜜兑法，是将蜜三合加猪胆汁两枚，煎成饴糖状，凝结后捻如指大，长三寸许，纳入肛门立即可以通便。煨蒜方是将独头蒜煨熟，去皮绵裹纳入肛门。

　　在治疗便秘时，危亦林特别指出，老人脏腑不通便秘时不可用大黄，老人本就津液枯少，服用人黄泄泻的话，津液更亏，便秘会再次出现，并更加严重，只能用宽润大肠的药物，用槐花煎汤淋洗。

　　胀满门列举了心腹胀满症的治方。胀满的原因有风寒暑湿胀、谷胀、水胀、血胀、热胀、寒胀、食胀、鼓胀等。脾胃虚怯，风寒湿气伤动冲和，心腹胀满可用大正气散。危亦林很注意情志因素对胀满的影响，喜怒不节、肝气不平、邪乘脾胃性的胀满用平肝饮子；忧怒思虑、神志不守的中寒气胀用附子粳米汤；忧思聚结、脾肺气凝型的胀满用温胃汤。对于谷胀，危亦林并没有从健脾入手，而是理气为先，青皮、陈皮、半夏曲、枳壳、萝卜子、香附最为常用，其次注意温通，白豆蔻仁、肉豆蔻、茴香、丁香等多用，主要方有大异香散、荜澄茄丸等。

水胀和水肿病有类似之处，危亦林仅列举了脾虚不能制水型的水胀，方用大半夏汤。血胀的表现主要有血不养心，迷忘惊狂、虚汗厥逆，小便多，大便黑的症状，可用人参芎归汤，养血、活血、止痛。热胀以胀满加热邪的表现为主，有七物厚朴汤、推气丸等，用大黄、厚朴、黄芩、枳实之类清热理气。寒胀多见于老人、虚人，有朴附汤、顺气术香散等。食胀是脾胃不和，过食生冷，心下痞满，有强中汤、温中散、桂香丸等。鼓胀为腹部胀大如鼓，现代多见于肝腹水，危亦林列举的鼓胀以腹部膨胀为主症，并不限于肝病，有厚朴橘皮煎、三棱煎丸、青木香丸、四炒枳壳丸、气针丸、导气丸等。

2. 肠胃病验方精粹举要

藿香散：治风邪入胃，呕吐，自汗，或身疼。

人参（五钱）　厚朴　藿香　陈皮（各一两）　半夏（五钱）　芍药（一两）　官桂　粉草（各五钱）

上锉散，每服四钱，生姜五片，红枣一枚煎，食前服。

验方评述　本方是危亦林治呕吐风证方，是将《太平惠民和剂局方》藿香散加人参、官桂、芍药而成。《太平惠民和剂局方》藿香散温脾胃，化痰饮，消宿冷，止呕吐，可治胸膈痞满，腹胁胀痛，短气噎闷，咳呕痰水，噫醋吞酸，哕逆恶心，及治山岚瘴气。危亦林加人参益气，芍药养阴和胃，官桂通阳发散。由原来脾胃虚寒治方变为风邪入胃治方。

加味治中汤：治体虚，感冒雨湿，呕吐。

人参　白术　干姜　青皮　陈皮（各一两）　藿香　半夏（各五钱）　甘草（三钱）

上锉散，生姜三片，红枣一枚煎服。

验方评述　本方是危亦林治呕吐湿证方，在《重订严氏济生方》原方基础上去砂仁加藿香、半夏而成。温脾胃，理气化痰功力强。治疗湿性呕吐、感冒皆适宜。

大藿香散：治忧愁思虑，七情伤感，气郁于中，变成呕吐。或作寒热，眩晕，痞满，不进饮食。

藿香叶　半夏曲　白术　木香（不见火，各一两）　白茯苓（去皮）　桔梗（去芦，锉，炒）　人参　枇杷叶（拭去毛）　官桂（不见火）　甘草（炙，各半两）

上为末，每服三钱，水一大盏，生姜五片，枣子一枚，煎至七分，去滓。温服，不拘时候。

验方评述　本方源自《全生指迷方》卷四，本治病后复为寒邪伤气，气寒则不能食，胃无谷气以养，心下虚满，不入饮食，时时欲呕，呕无所出，悒悒短气，其脉微弱。危亦林用此方治七情郁滞呕吐症。藿香、半夏理气化痰，白术、茯苓、人参、甘草健脾运化，木香理脾胃气滞，官桂发散通阳气，桔梗理肺气，枇杷叶润肺、清胃、化痰。本方既能健脾温胃止呕，也能散寒养胃。

丁香透膈汤：治气满不快，饮食不入，胸膈痞闷，或时膨胀，腹中刺痛等证。

丁香（五钱）　沉香（五钱）　木香（五钱，不见火）　人参（去芦，半两）　青皮（去白）　神曲（各一两）　茯苓（去皮）　甘草（炙）　陈皮（去白）　厚朴（姜汁制）　草果仁　藿香叶　半夏（泡七次）　缩砂仁（去壳，各二两）　白豆蔻（去壳）　白术（去芦，炒）　麦蘖（炒）　香附子（炒，去毛，各一两）

上锉散，每服三钱，水一盏半，入生姜三片，红枣一枚同煎，去滓，热服。

验方评述　本方首见于《世医得效方》卷五，危亦林用来治疗脾胃虚证。组方特点一是香药理气，二是六君健脾，三是健胃消食，四是温胃化痰。连用五种香药理脾胃之气，对气滞型胃痛、胃胀适用。

谷神嘉禾散： 治中满下虚，五噎五膈，脾胃不和，胸膈痞闷，胁肋胀满。心腹刺痛，不思饮食。或多痰逆，口苦吞酸，胸满短气，肢体怠惰，面色萎黄。如中焦虚痞，不任攻击，脏气虚寒，不受峻补。或因病气衰，食不复常，禀受怯弱，不能多食，尤宜服之。常服育神养气，和补脾胃，进美饮食。

枇杷叶（去毛，姜汁炙令香熟，一两）　石斛（细锉，酒拌和微炒，三两）　沉香（三分）　薏苡仁（微炒，一两）　木香（三分）　缩砂（去壳，一两）　杜仲（去粗皮，用姜汁与酒和涂，炙令香熟焦，三分）　藿香叶（去土，三分）　随风子（三分）　谷蘗（微炒，半两）　丁香（半两）　半夏（一分，用汤先洗七遍，生姜一分切作片子，与半夏同捣烂做饼子，炙黄）　白术（去芦，炒，二两）　青皮（去白，二两）　大腹子（微炒，三分）　槟榔（炒，半两）　陈皮（去白，三分）　桑白皮（炒，半两）　白豆蔻（微炒，去皮，半两）　人参（去芦，一两）　神曲（微炒，一分）　甘草（微炒，一两半）

上锉散，每服三钱，水一盏，入生姜三片，肥枣二枚，同煎至七分。温服，不拘时候。

验方评述　本方出自《太平惠民和剂局方》，原名谷神散，方药庞杂，但不离养气安神，健脾开胃。危亦林认为此方对中焦虚证痞闷、痰逆、虚寒、少食皆适用。

千金养脾丸： 治脾胃虚弱，停寒留饮，膈气噎塞，反胃吐食，心胸痞满，胸胁虚胀，胸腹刺痛。食少易伤，言微气短，口苦舌涩，恶心呕哕，喜唾咽酸。久病泄痢，肠胃虚滑。

人参　白术　白茯苓（去皮）　甘草　山药（炒）　木香　丁香　白扁豆（炒）　缩砂仁　薏苡仁　益智仁　藿香叶　红豆　肉豆蔻　干姜（炮）　高良姜　三棱（炮）　莪术　神曲（炒）　麦蘖（炒）　陈皮　枳壳（炒）　茴香（炒）　苦梗（炒，各一两）

上为末，炼蜜丸如弹子大，每服一丸，细嚼，白汤下，温酒亦得，空心食前服。常服温养脾元，进美饮食。

验方评述　本方源自《太平惠民和剂局方》卷三，治疗脾胃虚弱，停寒留饮，膈气噎塞，反胃吐食，心胸痞满，胁肋虚胀，胸腹冲痛。危亦林用来治疗脾胃虚证，偏于虚寒、呕恶、肠滑型。

补真丸：壮肾气，温脾土。

葫芦巴（炒）　附子（炮，去皮脐）　阳起石（煅）　川乌（炮，去皮）　菟丝子（淘净，酒蒸）　沉香（不见火，别研）　肉豆蔻（面裹煨）　肉苁蓉（酒浸，焙）　五味子（去枝梗，各半两）　鹿茸（去毛，酒蒸，焙）　川巴戟（去心）　钟乳粉（各一两）

上为末，用羊腰子二对，治如食法，葱、椒、酒煮烂，入少酒糊，杵和为丸如梧子大。每服七十丸，空心食前，米饮、盐汤任下。

验方评述　本方源自《严氏济生方》卷一，治疗脾胃虚寒，饮食少思，大便不实，胸膈痞闷，吞酸嗳腐，食反不化。危亦林用此方治疗脾胃虚证，偏于脾肾虚寒型。肾为元阴元阳之脏，火不温土则脾胃不化，因此对老年体虚之人来说补脾不如补肾。

安脾散：治翻胃。胃气先逆，饮食过伤。或忧思蓄怒，宿食癥癖，积聚冷痰，动扰脾胃，不能消磨谷食，致成斯疾。女人得之，多由血气虚损，男子得之，多因下元虚惫。有食罢即吐，有朝食暮吐，暮食朝吐，所吐酸臭可畏，或吐黄水。凡有斯疾，乃是脾败，唯当速疗，迟则发烦渴，大便秘，水饮纤悉不得入，不旋踵毙矣。

高良姜（一两，以百年壁上土三合，敲碎，用水二碗煮干，薄切成片）　南木香　草果（面裹煨，去壳）　胡椒　白茯苓　白术　丁香（怀干）　陈橘皮（汤洗，去瓤）　人参（去芦，各半两）　甘草（炙，一两半）

上为末，每服二大钱，食前米饮入盐点服。

验方评述　本方出自宋代《是斋百一选方》，为民间治翻胃验方。组方特点是温胃、理气、健脾。危亦林将此方列为治翻胃首选方。

顺气丸：治上热下冷，腰脚疼痛，四肢无力，恶疮下疰，疏风顺气。专治大肠秘涩，真良方也。

大黄（五两，半生用，半湿纸煨裹）　山药（刮去皮，二两）　山茱萸肉　麻子仁（微炒，退壳，二两，另研）　郁李仁（炮，去皮，研）　菟丝子（酒浸，炒）　川牛膝（酒浸一宿，各二两）　防风　枳壳（炒）　川独活（各一两）　槟榔（二两）　车前子（二两半）

上为末，炼蜜为丸如梧桐子大。每服二三十丸，用茶、酒、米饮任下，百无所忌。平旦、临卧各一服。久服，自然精神强健，百病不生。

验方评述　本方为危亦林治大便不通风秘证方，体现了脾肾同补、润下的原理。大黄为通下主药，但顾护脾肾，山药健脾，茱萸理肝气，枳壳宽肠下气，郁李仁、菟丝子、川牛膝、车前子清润滑利，独活、防风祛外风，槟榔化湿和胃。本方对脾肾虚损性秘涩适用。

小通气散：治虚人忧怒伤肺，肺与大肠为传送，致令秘涩。服燥药过，大便秘亦可。

陈皮（去白）　苏嫩茎叶　枳壳（去瓤）　木通（去皮节）

上等分，锉散，每服四钱，水一盏煎，温服立通。

验方评述　在便秘症中，对情志因素导致的便秘较少提及。危亦林用此方治气秘。苏叶、陈皮理气宽中，枳壳下气，木通通利，方中没有峻下之药，体现气逆理气的特点。

大润肠丸：大便秘涩通用。

杏仁（去皮尖，微炒）　枳壳（浸，去瓤，炒）　麻仁　陈皮（各半两）　阿胶（炒）　防风（各二钱半）

上为末，炼蜜为丸，梧桐子大。每服五十丸，老者，苏子煎汤下；壮者，荆芥泡汤下。

验方评述　此方为危亦林治便秘的通治方。对老年血枯津燥性的便秘适用。

平肝饮子：治喜怒不节，肝气不平。邪乘脾胃，心腹胀满，两胁妨闷，头晕呕逆，脉来浮弦。

防风（去芦）　桂枝（不见火）　枳壳（去壳，炒）　赤芍药　桔梗（去芦，炒，各一两）　木香（不见火）　人参　槟榔　当归（去芦，酒浸）　川芎　橘红　甘草（炙，各半两）

上锉散，每服四钱，水一盏，姜五片，煎七分，不拘时温服。

验方评述　胃胀的主要原因是肝气横逆，喜怒不节，胀满，则需平肝理气，健脾安胃。本方不仅用枳壳、木香、川芎、橘红理气，用赤芍、人参、当归、甘草健脾益气，不忘桂枝、防风疏散风邪安胃。

推气丸：治三焦痞塞，气不升降，胸膈胀满，大便秘涩，小便赤少，并宜服之。

大黄　陈皮　槟榔　枳壳（小者，去瓤）　黄芩　黑牵牛（生用，各等分）

上为末，蜜丸如梧子大，每服五七十丸，临卧以温热水下，更量虚实加减。

验方评述　推气丸为危亦林常用方，治疗各种气病。出自宋代《杨氏家藏方》卷五，此方可治热胀。对热结气阻，二便不通者皆可服用。大黄、黄芩清热，槟榔、枳壳、陈皮皆有理气、下气之效，选用黑牵牛走气分通下是本方特色。

厚朴橘皮煎：治伤冷溏下，腹肚胀满，喘息奔急，气上下不得分泄。

厚朴（去粗皮，姜制，三两） 枳壳（麸炒） 干姜（炮） 良姜（切，各一两二钱） 青皮 陈皮 肉桂（去粗皮） 全蝎（去尾足毒，斟酌分量）

上为末，醋糊丸如梧子大。每服三十丸，生姜、橘皮汤吞下，或紫苏汤下。

验方评述 此方出自元代《医方大成》卷五。危亦林用此方治鼓胀。方中厚朴、枳壳、青皮、陈皮理气健胃，干姜、良姜、肉桂温胃散寒，全蝎止痛。

（七）气病

1. 气病论治经验

危亦林对气病的论治基本分气滞和中气两大类。气滞以中焦气滞，心胸痞塞最为常见，原因多样，饮食过度，酒色无节，痰饮阻滞，忧愁思虑，甚至包括脚气上冲等，基本病机为气不升降，三焦不利；治疗采用调理中焦，疏理气机之法；验方有缩砂香附汤、沉香降气汤、木香槟榔丸、木香流气饮、秘传降气汤、分心气饮、推气丸、导气枳壳丸、三棱煎丸、五香连翘汤、参附正气散等。中气指突然性的气逆、四肢厥逆，类似中风之状的疾病；多由于暴怒暴喜，中寒气逆所致；治方有苏合香丸、独香汤、回阳汤、八味顺气散等。

2. 气病验方精粹集要

木香流气饮：调顺荣卫，流通血脉，快利三焦，安和五脏。治诸气痞滞不通，胸膈膨胀，口苦咽干，呕吐少食，肩背走注刺痛。

陈皮（去白，一斤） 青皮（去白） 紫苏（去皮梗） 甘草（炙） 厚朴（去粗皮，姜汁制） 香附（炒，去毛，各半斤） 木通（去节，四

两） 大腹皮　丁皮　槟榔　肉桂（去粗皮，不见火）　藿香叶　蓬莪术
（煨，切）　草果仁　木香（不见火，各三两）　麦冬（去心）　人参（去
芦）　白术（去芦）　干木瓜　石菖蒲（刮去毛）　赤茯苓（去黑皮）　川白
芷（各二两）　半夏（一两，汤洗七次，焙干）

　　上锉散，每服四钱，水一盏半，生姜三片，红枣二枚，煎至七分，去
滓温服。

　　验方评述　本方出自《太平惠民和剂局方》卷三。危亦林用作治疗诸
气病方。其组方特点一是理气药多，二是温通与清润药结合，三是注意
健脾化痰。本方适合脾胃虚，气滞为主的病症。

　　秘传降气汤：治男子妇人，上热下虚，饮食过度，致伤脾胃。酒色无
节，损耗肾元。水火交攻，阴阳关隔，遂使气不升降。上热则头目昏眩，
痰实呕逆，胸膈不快，咽喉干燥，饮食无味。下弱则腰脚无力，大便秘涩，
里急后重，脐腹冷疼。若治以凉，则脾气怯弱，肠鸣下利。治以温，则上
焦壅塞，口舌生疮及脚气上攻与久痢不瘥。

　　五加皮（半两，酒浸半日，炒黄色）　枳壳（一两，汤浸去瓤，麸
炒）　柴胡（去毛芦，洗，一两）　骨碎补（燎去毛，锉炒，半两）　地骨皮
（半两，炒黄）　桔梗（半两，炒黄色）　桑白皮（二两，锉炒）　陈皮（一
两，炒黄色）　诃子（炮，取肉半两，炒）　甘草（一两，炒）　半夏（半
两，生为末，生姜自然汁为饼，再碎，炒）　草果（去皮膜，半两，洗净
炒黄）

　　上锉散，和匀，以碗盛，就饭甑上蒸一伏时，倾出摊令冷收之。每服
二钱，紫苏三叶，生姜三片，水一盏，同煎七分，食后通口服。

　　验方评述　本方出自《太平惠民和剂局方》卷三。危亦林用来治疗多
种气病、虚损病。本方清热理气化痰，健脾与补肾结合，对脾肾两虚型的
痰实气逆、便秘、泄泻等均适用。

分心气饮：治男子妇人一切气不和。或因忧愁思虑，或因酒色过伤，或临食扰烦或事不遂意，以此不足，留滞不散，停于胸膈，不能流畅。致使心胸痞闷，胁肋胀满，噎塞不通，嗳气吞酸，呕逆恶心，头目昏眩，四肢倦怠，面色萎黄，口苦舌干，饮食减少，日渐羸瘦。

紫苏（茎叶俱用，四两）　羌活　半夏（汤洗七次）　肉桂（去皮）　青皮（去白）　陈皮（去白）　大腹皮　桑白皮　木通（去皮节）　芍药　甘草（炙）　赤茯苓（各一两）

上锉散。每服三钱，水一盏，生姜三片，红枣二枚，灯心十茎，取七分，去滓温服。

验方评述　本方出自《太平惠民和剂局方》，主治忧思郁怒，气满停滞。危亦林向来重视气病，在气病方剂中用得较多的是苏合香丸、神保丸、分心气饮、推气丸等。本方紫苏、青皮、陈皮理脾气，桑白皮泻肺气，肉桂通阳气，木通通利小肠、膀胱气，羌活疏散风气，半夏、大腹皮化湿行痰，芍药、甘草、赤茯苓健脾益气。上、中、下三焦之气皆可得梳理，尤其协理中焦枢纽气机，为气病普遍适用方。

神仙九气汤：治九气——膈气、风气、寒气、热气、忧气、喜气、惊气、怒气、山岚瘴气。积聚坚牢如杯，心腹刺痛，不能饮食，时去时来，发则欲死。

川姜黄　甘草　香附子（各等分）

上为末，每服一大钱，入盐少许，百沸汤点，空心服，立效。

验方评述　本方出自宋代《增补内经拾遗方论》卷三，比原方多甘草。此方组方简单，川姜黄活血行气，通经止痛，香附子疏肝理气，调经止痛，甘草健脾益气。血气流通而防治外邪侵袭，气机通畅而内邪不生。

八味顺气散：中风当间服此药，中气者尤得其宜。

白术（炒）　白茯苓（去皮）　青皮（去白）　白芷　陈皮（去白）　天

台乌药　人参（去芦，各一两）　甘草（炙，半两）

上锉散，每服三钱，水一大盏，煎至七分，不拘时候。

验方评述　本方出自《重订严氏济生方》，后世名乌药顺气散。本治气中，服用苏合香丸已醒者继服此方。危亦林认为此方治中风、中气皆可。人参、白术、茯苓、甘草四君健脾，青皮、陈皮理气，乌药、白芷行气止痛。此方可作理气健脾补养方。

七气汤：治喜、怒、忧、思、悲、恐、惊七气郁发，致五脏互相刑克，阴阳反戾，挥霍变乱，吐利交作，寒热，眩晕，痞满，噎塞。

半夏（汤洗，五两）　厚朴（去粗皮，姜汁炒）　桂心（各三两）　白茯苓（去皮）　白芍药（各四两）　紫苏　橘皮（去白，各二两）　人参（去芦，一两）

上锉散，每服四钱，水一盏半，姜七片，枣一枚，煎七分，去滓，空心服。

验方评述　本方出自《三因极一病证方论》卷十一。本治情志不遂，肠胃不和，吐利交作，恶寒发热，头目眩晕，胸脘痞满，咽塞不利。危亦林用此方治七情所致的霍乱及情志性气病。情志郁闷则化火生痰，气机阻塞。本方半夏、厚朴、紫苏、橘皮理气化痰，人参、茯苓、白芍健脾益气敛阴，桂心通阳化气。本方对气阻痰凝中焦性气病广泛适用。另外，《备急千金要方》卷十六也有七气汤，组方仅有半夏、人参、甘草、生姜、桂心，危亦林也运用此方，治疗七情气郁导致的心腹胃痛。

（八）泄泻与痢疾

1. 危亦林对泄泻与痢疾论治经验

危亦林对泄泻证的治疗，主要存在于《世医得效方》第五卷泄泻门。他将泄泻按病因病症分为风证、寒证、暑证、湿证、七情、热证、冷证、冷热不调、肾泄、脾泄、脾肾泄、积证、酒泄、晨泄、滑泄、暴泄、通治

17 种来列方，分类之详细为临床方书所少见。从病因分类来看，危亦林认为泄泻的原因既有外感，也有内伤。外感主要是风、寒、湿、热或冷热不调等原因，内伤则在于七情过度、脏腑失调（以脾肾为主）、饮食不当等。从泄泻的症状方式来看，又可分晨泄、滑泄和暴泄。

对外感风邪导致的泄泻，危亦林主用香薷香苏散、不换金正气散、胃风汤、火坎丸等。他认为这类泄泻主要是肠胃本来就有不足，加上风冷侵袭，因此水谷不化，形成泄泻。体虚在先，感邪在后，除解表祛邪，外不忘扶正固本，多用人参、茯苓、川芎、当归、白术等益气健脾补血。其中火坎丸为火坎草单方，值得发掘。

寒证泄泻，多肠胃虚弱，寒邪袭内，腹痛身寒而泄。可用风下汤或加味治中汤。治以益气温里，健脾止泻。

暑证泄泻，有时令发病特点，伤暑烦渴，泄泻如水。化湿和气，通利小便为主要治则，可用香薷散、胃苓汤、通苓散、六和汤等。

湿证泄泻，以感受湿邪、腰脚沉重、肠鸣泄泻为主要症状，治宜温里化湿，健脾止泻。方有藿香正气散、胃苓汤、白术附子汤、曲芎丸等。

七情内伤泄泻，主要源于忧怒伤脾，腹胀泄泻。脾胃有虚寒迹象者多见，因此温里健脾，化湿和胃为主，可用加味藿香正气散、木香散。

热证泄泻，多为伤寒之后或感热邪之后，大便热，小便赤，烦渴喜冷。清热化湿为主，黄连、香薷、升麻、葛根、大黄为常用药，验方见于黄连香薷散、黄连阿胶丸、升麻葛根汤加小柴胡汤、调胃承气汤等。

冷证泄泻，与寒证泄泻不同，属于脏腑虚寒型。脾胃宿冷，在感寒或饮食生冷的情况下引动泄泻，以腹痛明显、泄下青白、脉微气短为主要症状。这类泄泻，危亦林列举了 15 方，有去麻黄五积散、豆附丸、姜附汤、大己寒丸、加味四柱散、加味三建汤、茱萸断下丸、猪脏丸、猪肚丸、椒艾丸、大理中丸、六君子汤、养正丹等。虚寒型泄泻病程一般较长，益气温阳的药物多用，人参、白术、干姜、茯苓、山茱萸、附子、肉豆蔻等常见。

冷热不调引起的泄泻，仍是属于脾胃虚弱性质，既需收敛止泻，也需清热理气，或是温脾止泻。石榴皮、诃子、白芍、乌梅、赤石脂、黄连、吴茱萸、艾叶、干姜等药物常用。治方有参连丸、戊己丸等。

脾肾两脏的虚衰都会引起泄泻，肾虚命火不足，不能温养脾土，则畏寒泄泻。肾虚为主泄泻兼骨痛、面黧、腰脚冷痛、盗汗遗精，可用安肾丸、震灵丹、金锁正元丹。脾虚一般久泻不止，可用炙肝散、和气散、朴附丸等。脾肾两虚则宜木香散、二神丸。五更泄是脾肾虚泄泻的特点，可用香姜散、五味子散温里收敛。

食积泄泻，重在健胃消食，化湿和胃，治宜香苏散、缩砂香附汤。酒泄在于饮酒多度，消瘦不食，稍饮即泄，治有香茸丸、平胃散。

滑泄指慢性泄泻，肌肉消瘦，饮食不入，脉细皮寒，主要原因是脾胃虚耗，谷气不入于胃，五脏失养，比较难治，可用大断下丸、豆蔻饮、乳豆丸、固肠丸等，肉豆蔻、五味子、赤石脂、石榴皮、白矾、诃子、丁香、胡椒、罂粟壳等收敛类药物多用。暴泄势急如水，治有硫黄散、车前散、神曲丸、肚蒜丸、粟壳丸等，生硫黄、滑石、车前子、大巴豆、神曲、猪肚蒜子等常用，多为单方，药味简单。

泄泻的通治方，危亦林主要列举了真人养脏汤和香连丸，两个方剂都成为后世名方，对脏腑虚寒型泄泻、痢疾和湿热型泄泻效果显著。

危亦林对痢疾病的治疗，主要在《世医得效方》第六卷，大方脉杂医科的"下痢"门。与金元区分痢疾的寒湿、湿热、疫毒等证型相比，危亦林的区分更加详细，他将痢疾分风证、寒证、暑证、湿证、热证、冷证、冷热不调下痢、气痢、积痢、噤口痢、休息痢、毒痢、蛊疰痢、疟痢、痢风、通治等列方。从证型区分来看，以外感、内伤和典型症状为主线。

对外感型的痢疾，危亦林主要结合六淫外感的常用方来治疗，如风痢用神术散、胃风汤等，寒痢用人参败毒散、不换金正气散等，暑痢用六合汤、五苓散、酒蒸黄连丸等，湿证用加味除湿汤、艾姜丸等，热痢用小承气汤、小柴胡汤、乌梅丸、地榆丸、三黄熟艾汤、白头翁汤等，冷痢用当归丸、水煮木香丸、豆蔻散、玉花白丹、钟乳健脾丸、木香散、赤石脂散等，冷热不调痢疾用真人养脏汤和香连丸、驻车丸等。

对内伤型的痢疾主要区别内在病因用药。气痢用牛乳汤、木香流气饮、异香散等。食积痢用卢氏感应丸、蜡匮丸、苏合香丸加平胃散、五苓散等。噤口痢属于毒气上冲心肺型的，呕吐不能饮食，危亦林认为用败毒散散寒邪疫毒，服时用陈仓米、姜枣之类安胃；未食先呕、闻食即吐，不思饮食型的噤口痢为脾胃虚弱，可用炒山药末单方，食疗方可用煨鲫鱼方，鲫鱼在煨熟时腹中入白矾、大豆少许。休息痢用加味养脏汤、神效散、炒五积散、姜茶丸等。毒痢用茜根丸，主治下血如猪肝，心烦腹痛型毒痢，方中茜草、升麻、犀角、地榆、黄连、当归、枳壳、白芍配伍，清热解毒，补血理气，值得后世参考。虐痢为夏月冒暑，虐痢俱作，用六和汤。痢风是痢疾引起的动风现象，手足拘挛疼痛，可用大防风汤、郁李丸等。

通治方中有木香散、黑豆散、当归散、神应散、秘方养脏汤、大阿胶丸、九圣丸、荆芥汤等。在通治方中出现率最高的药物是罂粟壳，特别是通治方中的独神丸，即为罂粟壳单方，另外黄连、地榆、枳壳也很常见，可见危亦林治痢疾注意止痛、清热、理气。治痢收敛性质的药物主要有乌梅、诃子、石榴皮、五味子、肉豆蔻等，危亦林尤为喜用乌梅。在通治方中乳香的使用也很常见，说明危亦林治痢注意化瘀理气。对于久痢，危亦林尤其指出，治痢多用攻击脏腑之药，久则不宜，可用轻清和气之药，例如四君子汤加川芎、黄芪、罂粟壳等。危亦林治痢疾注意收敛、理气、止痛、化瘀，对于危重型的痢疾主用香茸丸，即麝香加鹿茸，加入乳香效果更好。

治疗痢疾的经验中，危亦林发现大凡痢疾，虽有体寒、手足逆冷的现象，六脉沉伏，但不宜轻率地用附子，因为痢疾多由伏暑之气而得。特别是病人冷汗自出，四肢逆冷，六脉虚弱，背汗面垢，或面如涂油，齿干烦冤，烦渴引饮，即典型的伏暑证，用小柴胡汤、五苓散、酒蒸黄连丸都可以奏效。

2. 泄泻与痢疾验方精粹集要

胃风汤：治风证泄泻。肠胃不足，风冷乘之，水谷不化，泄泻注下，膈中虚满，大肠受湿，下如豆羹汁，或下瘀血，日夜无度。

人参　白茯苓（去皮）　芎䓖　桂心（不见火）　当归　白芍药　白术（炙）　甘草（炙）

上等分，锉散。每服四钱，水一盏半，入粟米百余粒，煎至七分，去滓，空腹稍热服。胃气弱者，不宜多服。

验方评述　本方出自《太平惠民和剂局方》卷六，本治风冷乘虚入客肠胃泄泻。危亦林用此方治疗泄泻风证。方中四君健脾，当归、川芎补血活血，桂心温里通阳。对脾胃虚寒，受风即泻者适用。

木香散：治七情泄泻。脏寒冷极，及久冷伤败，口疮下泄，米谷不化，饮食无味，肌肉瘦瘁，心多嗔恚。妇人产后虚冷下泄，及一切水泄冷痢。

木香　补骨脂（各一两）　良姜　砂仁　厚朴（姜制，各三分）　赤芍药　陈皮　肉桂　白术（各半两）　胡椒　茱萸（各一分）　肉豆蔻（四个）　槟榔（一个）

上为末，每服三大钱，用不经水猪肝四两，重重掺药，浆水一碗，入醋、茶脚少许，入甑盖覆煮熟，入盐、葱白三个，生姜弹子大，同煮饮尽。忌冷，油腻。

验方评述　本方出自《苏沈良方》卷四木香散，治水泻冷痢。危亦林用此方治七情泄泻证。方中温补药物多，高良姜、肉桂、胡椒、吴茱萸、肉豆蔻、补骨脂温补脾肾，木香、陈皮、砂仁、厚朴、槟榔理气化痰除湿，芍药酸敛。本方对各类虚冷型泄泻有效。

大断下丸：治下痢滑数，肌肉消瘦，饮食不入，脉细皮寒，气少不能言，有时发虚热。由脾胃虚耗，耗则气夺，由谷气不入胃，胃无主以养，故形气消索，五脏之液不收，谓之五虚。此为难治，略能食者生。

附子（炮）　肉豆蔻　牡蛎（煅，各一两）　细辛　干姜（炮）　良姜　白龙骨　赤石脂　酸石榴皮（醋炙干为度，焙干，各一两半）　白矾（枯）　诃子（去核，各一两）

上为末，糊丸如梧子大，每服三十丸，粟米汤下。

验方评述　本方出自《太平惠民和剂局方》卷六，用治肠胃虚寒，腹痛泄泻。危亦林用此方治疗滑泻。方中药物分三类，一类温补，一类酸敛，一类滋阴。本方对虚损性寒热不调，下痢滑数适用。

加味除湿汤：治一身尽痛，重着，浮黄，下痢如豆羹汁。

半夏曲　厚朴（去粗皮，姜汁制）　苍术（炒，各一两）　藿香叶　陈皮（炒）　茯苓（各五钱）　粉草（五钱）　官桂　木香（各三钱）

上锉散，每服四钱，水一盏半，生姜三片，红枣一枚煎服，空心。仍以五苓散兼服，利其小水。

验方评述　此方首见于《世医得效方》卷六，危亦林用治下痢湿证。本方从健脾理气入手，化湿为主，痰湿并除，木香体现治湿利小便，官桂通阳化气，促膀胱气化。本方对脾胃、膀胱气滞湿阻证适用。

三黄熟艾汤：治伤寒四五日，大下热痢，诸药不止，宜服此除热止痢。亦作丸子，熟水吞下四十丸，治时行毒痢良验。

黄芩　黄连　黄柏（各二分）　熟艾（半个鸡子大）

上锉散，每服三钱，水一盏，煎至七分，去滓温服，不拘时。

验方评述　三黄汤源自《备急千金要方》，其加减可以广泛治疗各种热证。此方加熟艾，芳香温散，《别录》记载有"止下痢"作用，危亦林用来治疗毒痢证。

茜根丸：治毒痢及蛊注。下血如豚肝，心烦腹痛。又脉或大或小，浮焰而起，下血如豚肝，五内切痛，此因服五石汤丸，逼损阴气，甚则其血自百脉经络而来，注下成蛊毒。此为难治。

茜根　川升麻（去芦）　犀角　地榆　黄连　当归（去芦）　枳壳（去瓤）　白芍药

上等分为末，醋糊丸如梧子大。每服五十丸，米饮空心下。

验方评述　本方出自《重订严氏济生方》，治疗毒痢。茜根、黄连清热解毒力强，升麻清热解毒兼升举阳气，地榆、犀角清热凉血，枳壳下气，当归补血活血，白芍酸敛止痛。本方配伍精当，面面俱到，值得推广。

大防风汤：祛风顺气，活血脉，壮筋骨，逐寒湿冷气。又治患痢后脚痛瘫软，不能行履，名曰痢风。或两膝肿大痛，髀胫枯腊，但存皮骨，拘挛蜷卧，不能屈伸，名曰鹤膝风。服之气血流畅，肌肉渐生，自然如履如故。

熟干地黄（焙）　白术（各二两）　羌活（去芦）　人参（去芦，各一两）　川芎（洗）　附子（炮，去皮脐，三个，一两半）　防风（去芦，二两）　牛膝（去芦，酒浸，切，微炒，一两）　川当归（洗，去芦，酒浸，焙炒，二两）　黄芪（去芦，微炒）　杜仲（去粗皮，炒）　白芍药（各二两）　甘草（炙，一两）

上锉散，每服五钱，水一盏半，生姜七片，大枣一枚，煎八分，空腹，温服。

验方评述　本方因载于明代《奇效良方》而出名，实际危亦林时代已经使用。此方补气血，健脾肾，温里祛风。危亦林将之列为治痢风方，实际此方对脾肾两虚型痢疾皆可适用。

秘方养脏汤：治五色痢，经验。

陈皮（去白）　枳壳（去瓤）　黄连（去须）　南木香　乌梅（去核，各五钱重）　罂粟壳（去蒂膜，蜜炒，一两重）　厚朴（去粗皮，姜汁炒）　杏仁（去皮尖）　甘草（各五钱重）

上锉散。五色（痢），黑豆、枣子煎。红痢，生地黄、春茶、甘草节煎服。五色久不效，加龙骨、赤石脂、人参、杨芍药各一两，为末蜜丸，乌梅、甘草汤下，粟米饮亦可。立效。

验方评述　此方为危亦林家传秘方，治疗五色痢皆适用。方中陈皮、枳壳、厚朴、木香理气下气，黄连清热解毒，罂粟壳、乌梅收敛止泻，甘草健脾益气，治用杏仁，体现肺与大肠相为表里，世人只知杏仁润下通便，《杨氏家藏方》有朱砂丸治暴下水泻的记载，方中即用苦杏仁和巴豆。

（九）心病

1. 心病辨治经验

危亦林对心病的治疗思想主要在《世医得效方》卷八的大方脉杂医科"心恙""怔忪""惊悸"门和卷九的"健忘""虚烦"门。危亦林将心病从热证、虚证等角度辨治，其治疗特色如下：

（1）心病分心气不足、心血虚损、心神受扰辨治

在心病方中，可以分为补心气方、补心血方、安心神方三大类。心病常见心气不足，从而出现志意不定，惊悸恐怖，悲忧虚烦，失眠少睡，头目昏眩等症状，治方有辰砂妙香散、引神归舍丹、平补镇心丹（即后世天王补心丹）、茯神丸、镇心丸、宁志丸、十四友丸、归神丹、桃奴丸等。心血虚则恍惚盗汗，面色无华，夜不能寐，小便或浊，可用益荣汤、龙齿丹、还魂汤等。心神受扰多由于血热、痰扰，出现谵语、癫狂、惊恐、不寐、甚至逾墙上屋等，可用朱砂丸、洗心散、泻心汤、归神丹、抱胆丸、十味温胆汤等。

（2）怔忪分血虚、痰阻、思虑气结、风冷、虚证停饮辨治

怔忪为心病常见症状，危亦林认为多和思虑过度、惊扰忧愁有关，可分为心血虚证、痰饮阻滞证、气结证、风冷闭阻证、虚证等治疗。心血虚则用归、芪补益气血，酸枣仁、柏子仁、茯神、远志等养心安神，芍药、麦冬敛阴生津，如益荣汤。痰饮阻滞则用茯苓、半夏、橘皮、槟榔等理气化痰，兼茯神安神，沉香通窍理气，如茯苓饮子。思虑气结则健脾安神，理气化痰，如加味寿星丸。风冷闭阻则用排风汤加酸枣仁。虚证停饮用姜术汤温阳化痰。

（3）惊悸从痰、神、惊、郁辨治

危亦林认为，惊悸的诱因多为大惊，表现为虚怯之证，患者多触事易惊，梦寐不祥，登高涉险，神魂不安。其本质原因是心胆气郁或气虚，气郁生涎，所以应安心、胆，豁痰散惊。在选方时，危亦林从痰、神、惊、郁四个角度辨证，痰证用半夏、茯苓、厚朴等化痰，兼理气安神，如加味四气汤治心气郁滞，豁痰散惊。心神不宁，神魂不定，则用远志、茯神、人参、龙齿等安神益气敛阴，如远志丸。遇事易惊则心胆虚怯，用十味温胆汤。

（4）健忘从益气、化痰、除积辨治

危亦林治健忘症的方药中出现率最高的是菖蒲和远志，菖蒲化痰开窍，远志安神定志。另外，健忘往往伴随心气不足，五脏不足，因此还需用人参、茯苓益气健脾，化生气血，气虚痰阻，定有积聚，所以还要附子、桂心等通阳温散，如菖蒲益智丸。痰迷心包才导致健忘失事，言语如痴，因此半夏、茯苓、陈皮理气化痰为重点，人参、益智仁、香附子益气醒脑，如加味茯苓汤。

（5）虚烦从心胆论治，分寒热、虚劳、忧思、伏暑证

虚烦与烦躁、烦闷皆不同。烦躁、烦闷多为实证、气逆证；虚烦为虚

证，心烦躁扰之象不甚，以惊悸少眠为主。危亦林认为，虚烦为心胆虚证，具体治疗分寒证、热证、虚劳证、忧思证和伏暑证。寒证为大病后胆寒，用温胆汤；热证用淡竹茹汤或清心莲子饮；虚劳用酸枣仁汤，寒热并用，益气安神；忧思过度用小草汤，养阴生津，安神定志；伏暑证用地仙散，地骨皮清虚热，防风除风，甘草益气健脾。

2. 心病验方精粹集要

洗心散：治风壅涎盛，心经积热，口苦唇燥，眼涩多泪，大便秘结，小便赤涩。

白术（一两半） 麻黄 当归（去苗，洗） 荆芥穗 芍药 甘草 大黄（面裹煨，切，焙，各六两）

上锉散，每服三钱，水一盏半，生姜三片，薄荷叶七皮，煎服。

验方评述 本方源自《太平惠民和剂局方》。危亦林用此方治疗心经积热证。本方与八正散对比，八正散重在利尿清热，对心热导致的小便赤涩不利有效，本方重在散风热，补血养阴。

辰砂妙香散：治男子妇人心气不足，志意不定，惊悸恐怖，虚烦少眠，喜怒不常，夜多盗汗，饮食无味，头目昏眩。

麝香（一钱，别研） 山药（姜汁炙，一两） 人参（半两） 木香（煨，一两半） 茯苓 茯神（去皮不焙） 黄芪（各一两） 桔梗（半两） 甘草（炙，半两） 远志（去心，姜汁炒，一两） 辰砂（三钱，别研）

上为末，每服二钱，温酒调，不以时候。

验方评述 本方山药、人参、茯苓、黄芪、甘草健脾益气，茯神、远志、辰砂安神定志，加麝香芳香开窍，以防气虚痰阻。

益荣汤：治思虑过度，耗伤心血，心帝无辅，怔忪恍惚，善悲忧，少颜色，夜多不寐，小便或浊。

当归（去芦酒浸）　黄芪　小草　酸枣仁（炒，去壳）　柏子仁
（炒）　麦冬　茯神　白芍药　紫石英（研，各一两）　木香　人参　甘草
（各半两）

上锉散，每服四钱，生姜五片，枣一枚煎，不以时温服。

验方评述　本方出自《重订严氏济生方》，危亦林用来治心脾血虚怔忪
证。当归、黄芪、人参、甘草益气健脾，小草即远志，与酸枣仁、柏子仁、
茯神安神，麦冬、白芍养阴生津，木香理气，紫石英重坠安神。

远志丸：治因事有所大惊，梦寐不祥，登高涉险，神魂不安，惊悸
恐怯。

远志（去心，姜汁淹）　石菖蒲（各二钱）　茯神　茯苓　人参　龙齿
（各一两）

上为末，炼蜜丸如梧子大，辰砂为衣，每服七十丸，食后临卧，熟
水下。

验方评述　本方类似《仁斋直指方》远志丸，但去黄芪、熟地黄加龙
齿。危亦林用此方治惊悸。远志、茯神安神，石菖蒲化痰开窍，参、苓健
脾益气，加龙齿敛阴。

菖蒲益智丸：治喜忘恍惚，破积聚，止痛，安神定志，聪耳明目。

菖蒲（炒）　远志（去心，姜汁淹）　川牛膝（酒浸）　桔梗（炒）　人
参（各三两三分）　桂心（三分）　茯苓（一两三分）　附子（一两，炮，去
皮脐）

上为末，炼蜜丸，梧子大。每服三十丸，食前，温酒、米饮下。

验方评述　本方出自《备急千金要方》卷十四。危亦林用来治疗健忘
症。菖蒲、远志化痰安神，人参、茯苓健脾益气，牛膝、桔梗一升一降，
调理气机，桂心、附子温通破积。

淡竹茹汤：治心虚烦闷，头痛，气短，内热不解，心中闷乱。及妇人

产后心虚、惊悸，烦闷欲绝。

麦冬（去心） 小麦（各二两半） 甘草（炙，一两） 人参　白茯苓（各一两半） 半夏（汤洗七次，二两）

上锉散，每服四钱，水二盏，生姜七片，枣子三枚，淡竹茹如指大同煎，食前服。

验方评述　本方出自《备急千金要方》卷三。危亦林用来治疗虚烦证。方中药物柔润不燥，人参、茯苓、半夏、甘草健脾益气化痰，麦冬养阴生津，小麦安神定躁。本方对妇女脏躁证也有疗效。

小草汤：治虚劳忧思过度，遗精白浊，虚烦不安。

小草　黄芪　当归（去芦，酒浸） 麦冬　石斛（去根，各一两） 酸枣仁　人参　甘草（炙，各半两）

上锉散，每服三钱，水一盏半，生姜五片煎，不以时服。

验方评述　本方出自《重订严氏济生方》。危亦林用来治疗忧思过度虚烦证。与淡竹茹汤相比，淡竹茹汤柔润不燥，适合女性与胃阴虚患者，本方则安神、养阴之力更强。

（十）咳喘病

1. 咳喘病辨治经验

危亦林治疗咳喘病的经验主要在《世医得效方》卷五大方脉杂医科的"咳嗽""喘急"门。对咳喘病的辨治，危亦林先分虚实，实证再分辨风、寒、暑、湿等病因，虚证则区分劳与损的不同，及脏腑归因的不同。

咳嗽病，危亦林将其分风证、寒证、暑证、湿证、七情、热证、冷证、时行、劳嗽、风痰嗽、损嗽等。喘急分风证、寒证、七情、热证、虚证。

危亦林治咳嗽病多宗伤寒治法，运用三拗汤、小青龙汤、金沸草散、白术散等经典方，值得注意的是危亦林重视七情咳嗽，认为抑郁忧思、喜怒不节会导致脏气不平，咳嗽脓血，渐成肺痿，时日久则成痨瘵。对此类咳嗽，他重视补益气血，宣散肺气，多用百合、杏仁类润肺药物，并注意养阴和生津之品如阿胶、天冬、五味子等，用方有团参饮子、分心气饮等。

危亦林对咳嗽病的辨治非常仔细。最常见的热证咳嗽，他在辨证时又将其分为肺实热、肺虚热、风痰壅实、血热咯血、心热及肺等证型。实热证可用桑白皮、款冬花、枇杷叶、黄连、知母等清热，如贝母散、玉芝丸、紫菀膏等；虚热证则用柴胡、鳖甲清热养阴，黄芪、阿胶、人参益气补血，如蛤蚧散等。痰证咳嗽，危亦林分寒痰、热痰、痰血等证治疗，而且注意肺胃同病、肺郁痰阻、脾肺气虚、肺痿劳嗽等证的不同。危亦林选用的咳嗽方虽多，但每方都适用于不同的证型，各有独特之处，如藿香正气散宁肺和胃，祛痰止咳；黄芪建中汤治冷嗽，属于脾肺气虚生痰者；玉芝丸治风壅痰实，头目昏眩；黄连阿胶丸治肺热咯血；丁香半夏丸治肺胃虚寒咳嗽；当归饮治心肺瘀血咳嗽；杏仁煎治咳嗽失音等。

喘急与咳嗽虽然都属于肺失宣降，气机不利，但喘急症往往比咳嗽严重，痰涎壅塞，气逆更甚，甚至引起水肿。治疗中不能只停留在宣肺、发散或润肺层面，麻黄平喘，诃子、罂粟壳敛咳，苏子降气，胡桃定喘，葶苈泻水，半夏、南星化痰，皆需随证使用。喘急症常常属于肺与其他脏腑兼病，心肺俱热、忧伤脾肺、肺肾虚寒等，治法也各不相同。

2. 咳喘病验方精粹集要

人参荆芥散：治肺感风邪，上壅咳嗽，头目不清，言语不出，咽干项强，鼻流清涕。

荆芥穗　麻黄（去根节）　细辛　桔梗（去芦，炒）　陈皮（去白）　半夏（汤洗七次）　杏仁（去皮尖）　人参　通草　甘草（炙，各半两）

上锉散，每服四钱，水一盏半，姜五片，煎八分，食后服用。

验方评述　本方出自《重订严氏济生方》。危亦林用来治疗咳嗽风证。

本方的特点在于散风为主，兼理气、化痰。荆芥穗轻清，散头目咽喉风邪，桔梗、陈皮、半夏、杏仁化痰润肺，麻黄、细辛宣肺化饮，人参益气，通草利水，体现上下同治。对头目昏眩、咽干咽痒的咳嗽有痰症适宜。

团参饮子：治因抑郁忧思，喜怒饥饱，病失节，至脏气不平，咳嗽脓血，渐成肺痿。憎寒壮热，羸瘦困顿，将成痨瘵。

人参　紫菀茸　阿胶（蛤粉炒）　百合　细辛（洗去叶土）　款冬花　杏仁（去皮尖，炒）　天冬　半夏（汤洗七次）　经霜桑叶　五味子（各一两）　甘草（炙，半两）

上锉散，每服四钱，水一盏半，生姜五大片，煎至七分，去滓，食后温服。

验方评述　本方出自《重订严氏济生方》，为危亦林治七情咳嗽方。情志不舒易化火伤阴，因此本方注意养阴润燥，入肺经药物紫菀茸、百合、天冬、霜桑叶等凉润为主，阿胶补血润燥。全方以润燥为特点，也适合肺阴虚证的各种病症。

玉芝丸：治风壅痰实，头目昏眩，咳嗽声重，咽膈不利。

人参（去芦）　干薄荷　白茯苓　白矾（枯过）　南星（米泔浸，焙，各三两）　半夏（汤洗七次，姜汁和，六两）

上为末，生姜汁煮面糊丸如梧子大。每服三十丸，食后，姜汤下。

验方评述　本方出自《太平惠民和剂局方》卷四。危亦林用来治疗咳嗽热证。本方的特点是化痰力强，天南星、半夏化痰，白矾去湿。人参、茯苓健脾，辅助化痰。另加薄荷利咽。本方适合痰阻咽喉型咳嗽。

蛤蚧散：治虚劳咳嗽，咯血。潮热盗汗，不思饮食。

蛤蚧（一对，蜜炙）　人参（去芦）　百部（去心）　款冬花　紫菀茸（各半两）　贝母　阿胶（蛤粉炒）　鳖甲（醋炙）　柴胡　肉桂（去粗皮，炒）　黄芪（蜜炙）　甘草　杏仁（汤浸，去皮尖）　半夏（生姜汁浸，各

一两）

上为末，每服三钱，水一盏半，生姜三片，煎至一盏，不拘时温服。

验方评述　本方与《圣济总录》卷六十五的蛤蚧散类似，但加入百部、款冬花、杏仁、黄芪，以阿胶易鹿角胶。本方加大滋润平喘药物，并且注意滋阴补血，因此适合虚劳证。传统名方人参蛤蚧散肺肾同治平喘，本方偏重平喘滋阴。

紫苏子汤：治忧思过度，邪伤脾肺，心腹膨胀，喘促烦恶。肠鸣走气，辘辘有声，大小便不利，脉虚紧而涩。

紫苏子（一两）　大腹皮　草果仁　半夏（汤洗七次）　厚朴（去皮，姜汁制）　木香　陈皮　木通　白术　枳实　人参　甘草（炙，各半两）

上锉散，每服四钱，水一盏，姜三片，枣二枚，煎至七分，不拘时。

验方评述　本方出自《重订严氏济生方》，危亦林用治七情喘急症。本方的特点是重在理气和化痰行水。紫苏子、木香、枳实、陈皮理气醒脾，宽肠下气，大腹皮、半夏、厚朴、白术、木通化湿行水，利尿通淋。对忧思伤脾肺，水肿型喘急症适用。

葶苈散：治过食煎煿，或饮酒过度，致肺壅喘不得卧。及肺痈咽燥。

甜葶苈（炒）　桔梗（去芦）　瓜蒌子　川升麻　薏苡仁　桑白皮　葛根（各一两）　甘草（炙，半两）

上锉散，每服四钱，水一盏半，生姜五片同煎，食后温服。

验方评述　本方出自《重订严氏济生方》，危亦林列入喘急热证方。本方葶苈行水消肿，薏苡仁化湿，桑白皮清热，但瓜蒌子、葛根养阴生津，因此适合饮食过热或酒邪湿热型肺热喘急水肿症。

人参定喘汤：治肺气喘，喉中有声，坐卧不安，胸膈紧满。及肺感寒邪，咳嗽声重。

人参（去芦，一两）　罂粟壳（蜜炙，二两）　麻黄　半夏曲　甘草

（炙，各一两） 桑白皮（半两） 阿胶（炒，一两） 五味子（一两半）

上锉散，每服三钱，水一盏，姜三片，煎至七分，食后温服。

验方评述　本方出自《太平惠民和剂局方》卷四，危亦林列为喘急通治方。本方定喘力强，罂粟壳、麻黄相配伍，定喘止咳，桑白皮泻肺平喘，五味子酸敛肺气，半夏、甘草止咳化痰，人参、阿胶补益气血。

（十一）崩漏

1. 崩漏病辨治经验

危亦林治疗妇科崩漏病的内容，在《世医得效方》第十五卷。载方不过 15 首，但选方精辟，辨证全面，临床使用价值极高。

危亦林将崩漏分为血崩和白崩，血崩多见于白崩。危亦林认为，即使是血崩也不能不辨病因，随意多用止血、补血之剂，否则容易阳乘阴，好像天暑地热一样，使经水愈加沸溢。一旦补血不当，崩漏愈甚，可用黄芩不拘多少，研末，烧秤锤淬酒调下。对于带下不止的白崩，危亦林用民间单方豆花散，白扁豆花焙干为末炒米煮饮，入烧盐少许，空心数服。或是用棕榈、丝瓜烧灰，等分为末，酒或盐汤下。血崩和带下兼有，则用五倍子散，酸敛收涩并用。

从用方情况看，危亦林将崩漏归为六个证型，即血热有瘀型，忧思过度、心经血虚型，产后气血两虚型，脾气不固型，冲任气虚型，血热妄行型。血热有瘀则崩漏不止，所下如豆汁，或状如豚肝。危亦林所描述的症状是热结血室，瘀血成块的表现。危亦林对此类崩漏选用镇宫丸，用代赭石、紫石英等石药重镇，蒲黄、血竭等止血消瘀，再加理气、补血药。忧思过度，劳伤心经，心虚则不能维持诸经之血，这种崩漏用柏子仁汤，补血与安神之药并用。产后气血虚则数月崩漏不止，危亦林选用秘方龙骨丸，白牡蛎、赤石脂、代赭石、白龙骨、伏龙肝等涩血止血，收敛养阴，服时加十全大补汤和嫩鹿茸补益气血。脾气虚则不能固摄血液，可用平胃散。冲任气虚则不能约制经血，或下鲜血，或下瘀血，淋沥不断，此类崩漏，危亦林用滋荣丸强力收涩止崩。血热妄行，崩漏不止，用金华散，此方为危亦林选用陈自明方，凉血分之阴，清气分之热，并加止血之药。

从用药来看，危亦林治崩漏务必分清本源，区别寒、热、虚、瘀，因此用药很少滥用寒凉。止血多用蒲黄、赤石脂、海螵蛸、五倍子、侧柏叶之类，收涩为主，而非苦寒凉血。同时注意到崩漏本就容易血虚，危亦林用方多酌加补血之品，有瘀则用阿胶、当归、川芎补血兼活血，气血虚则用鹿茸加阿胶之类血肉有情之品。即使对于血热型崩漏，危亦林也将清热药细加区分，针对不同热证用药。血热崩漏，经候不调则用石膏清气分热，牡丹皮凉血分热，延胡索行血中气滞；热久血崩，用黄芩清热，艾叶止血，寒温并用，防止寒凉凝血，同时补血用阿胶，既补血亦活血。

2. 崩漏病验方精粹集要

镇宫丸： 治崩漏不止，或五色，或赤白不定，或如豆汁，或状若豚肝，或下瘀血，脐腹胀痛，头晕眼花，久久不止，令人黄瘦，口干胸烦，不食。

代赭石（火煅，醋淬七次） 紫石英（制同上） 禹余粮（制同上） 香附子（去毛，醋煮，各二两） 阳起石（煅红，细研） 芎藭 鹿茸（燎去毛，醋蒸、焙） 茯神 阿胶（蛤粉炒） 当归（去芦，酒浸） 蒲黄（炒，各一两） 血竭（别研，半两）

上为末，艾醋汁打糯米糊丸，梧桐子大。每服七十丸，空心，米饮下。

验方评述 本方出自《重订严氏济生方》。危亦林在妇科血证的选药上十分注意避免过寒过热，本方治疗血热有瘀型崩漏，使用代赭石、紫石英、禹余粮、阳起石等矿物类药物是为了起到重镇作用，同时止血涩血，代赭石、阳起石在《本经》中皆有治崩中漏下作用。蒲黄、血竭止血凉血。热瘀性出血往往失血较多，因此用阿胶、鹿茸、当归补血，鹿茸在《本经》

记载中就有"主漏下恶血"的作用，古代妇科医家注意到它能大补冲任，对妇科血虚有较好的疗效。

柏子仁汤：治忧思过度，劳伤心经。

当归（去芦，酒浸）　芎䓖　茯神（去毛）　小草　阿胶（蛤粉炒）　鹿茸（燎去毛，酒蒸，焙）　柏子仁（炒，各一两）　香附子（二两）　甘草（炙，半两）　川续断（酒浸，一两半）

上锉散，每服四钱，水盏半，生姜五片煎，空心食前，温服。

验方评述　本方出自《重订严氏济生方》。危亦林用来治疗忧思伤心型崩漏。此类崩漏属于虚证，出血量少色淡，且伴有心神不足症状，治法以补益安神为主。方中当归、阿胶、鹿茸补血，川芎、香附子理气，茯神、远志、柏子仁安神，止血只用川续断，续断兼有调冲任、固崩止漏作用。此方与传统名方归脾汤相比，归脾汤健脾益气作用更强，治脾虚心血不足而怔忡健忘证，而本方补血作用强，兼安神止血。

秘方龙骨丸：治半产后及下虚，数月崩漏不止。

白牡蛎　北赤石脂　代赭石（以上并煅）　白龙骨　伏龙肝　海螵蛸　五灵脂　侧柏叶（各等分）　棕榈（不拘多少，烧灰）　真蒲黄（多加入）

上为末，醋糊丸如梧桐子大。每服三十五丸。以十全大补汤三钱，加嫩鹿茸去毛，酒炙，阿胶各一钱半，姜三片，枣二枚，乌梅二个，煎，吞服，立效。

验方评述　本方首见于《世医得效方》，收涩止血作用集中，对妇科虚证崩漏淋沥不尽者有效。牡蛎、赤石脂、代赭石、海螵蛸等皆以收涩见长，侧柏叶、蒲黄、棕榈炭止血作用强，龙骨滋阴，在大量收涩止血的药物中用五灵脂、伏龙肝（即灶心土）活血温通，防止血瘀凝涩。崩漏不能一味收涩止血，因此服用时配合鹿茸、十全大补汤补益血虚。配方严谨有效。

滋荣丸：治劳伤过度，致伤脏腑，冲任气虚，不能约制，或暴下崩中，或下鲜血，或瘀血连日不止，淋沥不断，形羸气劣，倦怠困乏，并皆治之。

赤石脂　海螵蛸　侧柏（去梗，各五两）

上为末，醋糊丸梧桐子大，每服三十丸，饭饮送下，空心，日三服，神效。

验方评述　本方药味简单，但专注于妇科止血，赤石脂在《别录》中对"女子崩中漏下"有特效，海螵蛸在《本经》中"主女子赤白漏下"，侧柏叶从《金匮》以来就是止血良药。本方在服用中还需与补益气血、调固冲任药配合使用。

金华散：治经血得热，崩漏不止，口苦咽干，经候不通。

延胡索　瞿麦穗　川当归　牡丹皮　干葛（各一两）　石膏（二两）　蒲黄（半两）　桂心　威灵仙（各三分）

上为末，每服二钱，水一盏，姜三片，食前温服，日二三服。

验方评述　本方出自《妇人大全良方》，危亦林治疗血热崩漏兼有痛经、月经不调证。方中蒲黄止血，牡丹皮、干葛清润凉血，加石膏清肺胃气分之热，延胡索活血止痛，瞿麦擅治血热瘀阻经闭，有活血通经作用，当归活血补血，桂心、威灵仙皆辛通走窜，温阳通经。

五倍子散：治血崩带下。

大艾（一两，醋煮）　五倍子（二两，炒赤）　乌梅（半两，去核）　川芎（半两）

上为末，每服二钱，空心米饮下，两服止。

验方评述　本方酸敛收涩作用强，危亦林用来治疗血崩，五倍子、乌梅酸敛收涩，艾叶温经通脉，川芎理气活血。从组方来看，此方对气滞血瘀型崩漏适用。

奇效四物汤：治有热久患血崩，一服稍安，八服无恙。

当归（头尾用） 熟地黄 白芍药 大川芎 大艾叶 阿胶 黄芩（各半两）

上锉散，每服四钱，水一盏半，姜五片煎，空心温服。

验方评述 本方在《校注妇人良方》中也有记载。危亦林治疗热久血崩用。此方在四物汤基础上加艾叶通经，阿胶补血，黄芩清热。

（十二）血证

1. 危亦林对血证的辨治经验

危亦林对血证的治疗思想，主要体现在《世医得效方》卷七的失血门，以及卷十五妇人杂病的血气、血风、血虚、血瘕、血蛊等门。

危亦林所收集的血证，按症状又可分为衄血、吐血、咳血、红汗、大便下血、小便出血、妇科血气疼痛、血虚倦怠等证。但在血证方的归类中，危亦林主要采用病因辨证分类法，如失血证分风证、寒证、暑证、湿证、七情、虚证、热证、劳伤、伤损、妇人科血风证、血虚证等；其次是症状分类法，如大便下血证、小便出血证。

在血证辨证上，危亦林将病因辨证和脏腑辨证相结合，如阐述胃风汤主治时，指出是风冷乘虚而入，入客肠胃，引起水谷不化泄泻。五苓散主治的是暑气流入经络，或胃气虚，血渗入胃，停滞吐血。总体说来，导致血证的常见病因是风、寒、暑、湿、热、情志等因素；从脏腑来说，血证应从经络、肠胃、脾、肺、心来对证治疗。

在血证治疗上，危亦林注重活血法、发散法、清热法、止血法、滋阴法、除湿法、补益法、理气法的运用。对有瘀血的血证主要用活血法，血热妄行型血证用清热法和止血法，外感风邪、寒邪用发散法，阴虚血热型用滋阴法，气血虚损型用补益法，妇科气滞型用理气法，暑湿闭郁经络型吐衄用除湿法。

在血证治方中，七情证用方较为特别，危亦林将情志性血证分气逆呕血、气郁衄血、思虑伤脾吐血、思虑伤心吐衄等证。气逆多见呕血、衄血，治疗不仅需止血，更需理气，方用木香匀气散；气郁则吐血、呕血多，用苏合香丸或止衄散；思虑伤脾与伤心的都可以导致吐血、下血，区别在于伤脾则固摄失调，失血为主症，兼见倦怠乏力，饮食无味，思虑伤心则心血不足，心神不定，恍惚健忘，兼有吐衄，治疗分别用归脾汤和天门冬汤。

危亦林对热证失血的治疗主要从病位来辨治，主要有肺、胃、鼻与肛门。热邪伤肺则咯血、嗽血，甚至出现肺疽，治疗用大蓟散，痈疽与气阻血瘀有关，所以用大蓟、犀角清热凉血，针对肺部邪热用桑白皮、杏仁、桔梗泻肺润肺，升麻升阳解毒，蒲黄止血。鼻衄不止用茜根散，茜草根、生地黄凉血，黄芩清肺热，侧柏叶止血，阿胶补血，寒凉药与活血药结合，凉而不涩。胃热吐血用白术散，该方由四君子汤加黄芪、山药、百合、前胡、柴胡组成，健脾益气，清热生津。酒毒或血热引起的大便下血，从风毒入手治疗，槐角丸用槐角、地榆等凉血入大肠经的药物，黄芩、防风清热除风，枳壳宽肠下气，同时不忘当归补血活血。肺与大肠互为表里，因此便血证也需注意肺的辨治，防风散体现了肺与大肠同治的思想，羌活、防风、荆芥、僵蚕祛风发散，枳壳下气，薄荷凉润，治疗食热物过度，风气蓄盛，销铄大肠膏脂，荣卫血渗的便血有效。

妇科血证稍有特殊之处，血气证表现为血气不和，腹痛出血等症；血瘕证为瘀血积聚，经候不通；血蛊证表现为血气停滞，忧思不乐等精神异常症状；血风证为血虚易受风邪，头身疼痛等症；血虚证为营血亏虚头痛、恶风、发热、劳倦等症。因此对妇科血证，危亦林用止痛化瘀、活血理气、破血消瘕、化痰理气、养血祛风、益气补血等治法为主。如血风证没药散，用血竭、没药、蒲黄、干漆止血，桂心、红花活血通经，木香、延胡索理气止痛，当归、赤芍补血柔血，治疗脐腹撮痛，产后恶露不行疼痛等血气证有效。妇人血气停滞，五邪失心，忧愁不乐以调气温通为主，木香散主之，方中木香、沉香、乳香、茴香芳香辛通，疏理气机，人参、陈皮、甘草、川芎健脾理气，桂心、干姜温阳通经。

2. 血证验方精粹集要

桂枝瓜蒌根汤：治伤风，汗下不解，郁于经络，随气涌泄，衄出清血。或清道闭，流入胃管，出清血，遇寒泣之，血必瘀黑者。

桂心　白芍药　甘草　川芎　瓜蒌根

上等分，锉散。每服四大钱，水一盏半，姜三片，枣一枚同煎。头痛，加石膏。

验方评述　本方出自《三因极一病证方论》卷九。危亦林用此方治失血病风证。本方可治衄血或胃血，皆因伤风不解而闭塞经络。方中桂心、白芍调和营卫，祛风敛阴，川芎理气活血，瓜蒌根养阴清润，甘草调和。本方祛风而不燥烈，清润理血。

麻黄升麻汤：治伤寒发热，解利不行，血随气壅，世谓红汗者。

麻黄　升麻（一两一分）　黄芩　芍药　甘草　石膏　茯苓（各一两）

上锉散，每服四大钱，水一盏，生姜三片煎，热服，微汗解。

验方评述　本方与《伤寒论》麻黄升麻汤不同，去掉了原方中的当归、知母、葳蕤、桂枝、天冬、干姜等。危亦林用此方治红汗证。本方麻黄、升麻升阳宣散，黄芩、石膏清热，芍药、茯苓、甘草养阴健脾。本方对中上焦肺胃气分有热，血气壅滞有效。

龙脑鸡苏丸：治肺热咳嗽，鼻衄，吐血，血崩下血，血淋，热淋，劳淋，气淋。止渴除惊，凉上膈，解酒毒、口臭、喉腥、口甜、口苦。

柴胡（二两，锉，同木通以沸汤大半升浸一二宿，绞汁后入膏）　麦冬（去心，四两）　黄芪（一两）　阿胶（炒，二两）　生干地黄末（六两，后入膏）　蒲黄（二两）　鸡苏（净叶，一斤）　甘草（一两半）　人参（二

两） 木通（锉，二两，同柴胡浸）

上为末，好蜜二斤，先炼一二沸，然后入生干地黄末，不住手搅，时时入柴胡、木通汁慢慢熬成膏，勿令焦，同余药和为丸如蚕豆大。每服二十丸，以去心麦冬煎汤，食后临卧服。血崩下血，诸淋疾，并空心食前服。

验方评述　本方出自《太平惠民和剂局方》卷六。危亦林用来治疗失血热证。鸡苏叶即龙脑薄荷。本方主要针对肺热，肺有郁热则咳嗽，甚则逼血上行，故吐衄；肺移热于大肠则下血，肺热则膀胱绝其化源，故淋闭；肺热则渴而多饮，为上消，脾胃有热则口臭，肝胆有热则口苦。后代对此方十分重视，如《医方集解》提到"此手足太阴少阳药也。肺本清肃，或受心之邪焰，或受肝之亢害，故见诸证。薄荷辛凉轻扬升发，泻肺搜肝，散热理血，故以为君；生地黄凉血，炒蒲黄止血，以疗诸血；柴胡平肝解肌热，木通利水降心火，麦冬、阿胶润燥清肺，参、芪、甘草泻火和脾，此亦为热而涉虚者设，故少佐参芪也"。

茯苓补心汤：治心气虚耗，不能藏血，以致面色黄瘁，五心烦热，咳嗽，唾血。及夫人怀娠恶阻，呕吐，亦宜服之。

白茯苓（去皮）　人参（去芦）　前胡（去芦须）　半夏　川芎（各三分）　陈皮　枳壳（去瓤）　紫苏　桔梗（去芦）　甘草　干葛（各半两）　当归（一两三钱）　白芍药（二两）　熟地黄（酒炒，一两半）

上锉散，每服四钱，生姜五片，枣一枚煎，食前服。

验方评述　本方出自《三因极一病证方论》卷八。危亦林用来治疗伤损失血证。本方针对心气虚耗而不藏血，因此咳血、唾血。方中人参、茯苓、半夏、甘草、陈皮、紫苏健脾益气化痰，川芎、白芍、当归、熟地黄理气敛阴补血，桔梗、前胡、干葛清肺止咳生津，枳壳下气。补心实为补脾，气血生而心气固、心血安。

天门冬丸：治吐血、咯血，大能润肺止咳。

天冬（一两）　甘草　杏仁（炒）　贝母　茯苓　阿胶（各半两）

上为末，炼蜜为丸弹子大，每服一丸，咽津嚼化。日夜可十丸。

验方评述　本方出自《普济本事方》卷五。危亦林用作失血通治方，主治吐血、咯血。本方润肺补血作用突出，润肺止咳，可作常服补肺方。

加减四物汤：治肠风下血不止。

侧柏叶　生地黄　当归（酒浸）　川芎（各二两）　枳壳（去白炒）　荆芥穗　槐花（炒）　甘草（各半两）

上锉散，每服三钱，生姜三片，乌梅一个煎，空心服。

验方评述　本方出自《仁斋直指方》。危亦林用此方治疗大便下血热证。本方清热凉血而止血，适合大肠风热证。侧柏叶、生地黄、炒槐花凉血止血，荆芥穗疏散风热，当归、川芎活血理气，枳壳下气，甘草调和。与槐角丸相比，本方止血、散风热为特点，槐角丸清热凉血为主。

玄胡索汤：治妇人、室女七情伤感，随使血与气并，心腹作痛，或连腰胁，上下攻刺，甚作搐搦，经候不匀，但是一切血气疼痛，并可服之。

当归（去芦，酒浸，锉，炒）　玄胡索（炒去毛）　蒲黄（炒）　赤芍药　官桂（不见火，各半两）　片子姜黄　乳香　没药　木香（不见火，各三钱）　甘草（炙，二钱半）

上锉散，每服四钱，水一盏半，生姜七片，煎，食前温服。吐逆，加半夏、橘红各半两。

验方评述　本方出自《重订严氏济生方》，危亦林用来治疗妇科血气证，即血气不和，心腹疼痛证。玄胡索、蒲黄活血止痛，乳香、没药化瘀止痛，木香理气止痛，当归、赤芍补血活血，官桂、片姜黄温经通络。本方止痛效果明显，适合一切血气痛。

琥珀散：治妇人、室女月水凝滞，胸胁胀刺，脐腹疼痛不可忍，及恶露不下，血上攻心，迷闷不省。

牡丹皮（去木）　赤芍药　蓬莪术（炒）　荆三棱　刘寄奴（去梗）　熟地黄（酒炒）　延胡索（炒）　当归（酒浸）　乌药　官桂（不见火。各一两）

上用前五味，以乌豆一斤，生姜半斤切片，米醋四升同煮，豆烂为度，焙干，入后五味同为末，每服二钱，温酒调，空心，食前服。

验方评述　本方出自《妇人大全良方》。危亦林用来治疗血气腹痛。本方主要用三棱、莪术之类药物，三棱破血，莪术破气，破血行气力强，消积止痛；刘寄奴、延胡索活血通经止痛；牡丹皮、赤芍凉血活血，行血中之滞；熟地黄、当归补血活血；乌药、官桂温阳通经。佐以乌豆润而下行，生姜辛温而通，米醋酸而入肝，温酒送药引入经络。对女性月经不调、痛经、产后血瘀腹痛皆有效。

葱白散：治产前后腹痛，胎不安，或血刺疼痛，兼治血脏宿冷，百节倦疼，肌体怯弱，劳伤带癖，久服尽除。妇人一切疾病，最宜服之。

川芎　当归（去尾）　枳壳（去瓤）　厚朴（去粗皮，姜汁炒）　桂心　干姜　芍药　舶上茴香　青皮　苦楝子　木香　熟地黄（酒炒）　麦芽　三棱　莪术（煨）　茯苓（去皮）　神曲　人参（各等分）

上为末，每服三钱，连根葱白二寸掰破，盐半钱煎服。

验方评述　本方与《仁斋直指方》卷十八的葱白散类似，危亦林将此方去沉香，加麦芽、神曲、厚朴，用来治疗妇人血癖，即腹中癖聚成块。本方三棱、莪术破血消积，川芎、当归、芍药、熟地黄补血养阴活血，枳壳、厚朴、青皮、木香、苦楝子理气，干姜、桂心、茴香温通经络，人参、茯苓补气健脾，特别加入麦芽、神曲健胃消食。本方理气和消积作用强，又不乏补益之品，对妇女虚损积聚证适用。

人参荆芥散：治血风劳气，身体疼痛，头昏目涩，心忪烦倦，寒热盗汗，颊赤口干，痰嗽胸满，精神不爽。或月水不调，脐腹疼痛，或时呕逆，饮食不进。或因产将理失节，淹延瘦瘁，乍起乍卧，甚即着床。常服除一切风虚劳冷。孕妇莫服。

荆芥穗　人参　桂心　生干地黄　北柴胡　鳖甲（醋炙）　酸枣仁　枳壳（去瓤）　羚羊角屑（别为末）　白术（各七钱半）　川芎　当归　防风　甘草（各半两）

上锉散，每服三钱，水一盏半，生姜三片煎，热服，日二服。

验方评述　本方为陈自明《妇人大全良方》治妇人血风方。妇人血虚则易引动内外风邪，本方荆芥穗、防风祛外风而辛润不燥，羚羊角屑祛内风而清肝热；生地黄、当归、川芎补血活血；人参、白术、甘草健脾益气；柴胡、鳖甲养阴清热；酸枣仁安神；枳壳下气；桂心温阳通经。本方不仅补血滋阴，而且祛内外之风，滋润安神，女性可作补虚服用。

桂香散：治脾胃虚弱，并脾血久冷。

草豆蔻（去壳，炒用）　甘草　高良姜（锉，炒香熟）　白术　缩砂仁（各一两）　青皮（去瓤，炒黄）　诃子肉（各半两）　肉桂（一分）　生姜（切，炒干）　厚朴（去粗皮，姜汁炒）　枣肉（切。三味各一两，水一碗煮令干，同杵为丸，焙干）

上为末，每服二钱，入盐少许，沸汤点，空心服。及疗腹痛，又治冷泻尤妙。腹痛最难得药，此方只是温补药耳，特工止痛，理不可知。

验方评述　本方出自《苏沈良方》卷四，作用温中散寒，健脾止泻。危亦林用此方治妇人血虚证。草豆蔻、高良姜、肉桂、生姜温中焦脾胃，白术、甘草健脾，砂仁、厚朴、青皮理气化痰，诃子肉收敛止泻。本方温中理气作用强，危亦林特别指出其止腹痛效果明显。

（十三）小儿热证

1. 小儿发热的诊治特点

小儿发热是儿科常见病症，危亦林在《世医得效方》第十一卷的小方脉科中论述了各种小儿热证。儿科热证与成人治疗有相似之处，但由于小儿稚阴稚阳，脾胃娇弱，因此儿科热证方的选择又需照顾小儿体质特点。危亦林对小儿热证的分类和治疗有独特之处，其主要特点有：

（1）小儿热证有外感、内伤和虚实之辨

危亦林认为，小儿外感发热宜解表，其外感原因又可分外感寒邪、风热之邪、风邪、伤湿、伤暑、麻豆热、瘴毒热等，同时可能有夹食、夹惊等因素，因此不能一味苦寒，要兼顾不伤脾胃的原则。

内伤发热有潮热、惊风热、伤积热、变蒸热、胎热等，这些热证是从病因角度划分的。小儿热证还需分辨虚实，内伤热证中还可分出实热证和骨蒸热、虚热。实热证按钱乙五脏辨证法，各用泻法，如导赤散、泻白散、泻黄散。虚热则清虚热与养阴相结合。

（2）小儿发热多为壮热，应从肺胃论治，清热宣散为主

小儿无论伤风、风热、疮疹、伤食都容易发热，表现为壮热昏睡。治疗需从肺胃论治，以清热宣散为主要方法。清热不用大黄、黄连类苦寒药，多用石膏、知母、滑石、薄荷、瓜蒌根等。小儿热证往往出汗多，危亦林用方时会加入小麦粒煎汤，取其甘凉，能益气敛汗除热，如麦汤散。宣散类药物中麻黄、杏仁配伍以宣肺散表，适合伤寒发热；柴胡、半夏、黄芩配伍以清热化痰，适合风热，邪入阳明、少阳，如柴胡散；柴胡、地骨皮、前胡配伍以清气分及血分热，如人参羌活散。小儿外感多因寒邪体虚，但感邪后迅速化热，因此即使是热证方，也常常寒温并用，如惺惺散治风热疮疹、伤寒壮热，方中人参、细辛辛温，补气温阳，祛风散寒，又加入瓜蒌根清热养阴。

（3）小儿发热多为痰热夹惊，因此需从心肝辨证，清化热痰

小儿发热往往心烦面赤，有痰热之象，在治疗小儿痰热时，危亦林化痰多用天竺黄、郁金，天竺黄清热化痰，还能清心定惊，尤其适用于小儿热病惊风。且天竺黄无寒滑之弊，故常与郁金配伍使用，郁金凉血清心，善解肝热。小儿清热药也需辨证用药，风热较轻常用连翘、薄荷，加防风，如天竺黄散；热邪较重用寒水石、石膏、郁金、薄荷，如甘露饮。对于小儿惊风热，属于心肝有热，危亦林多用钱乙之法，大青膏疏风，小惊丸压惊，通心饮解热，凉肝丸疏风。

（4）小儿虚热用清热凉血法，尤重滋阴生津之品

小儿虚热有骨蒸热、潮热、盗汗等症状，不仅要清热，而且要凉血；小儿发热伤津较重，所以尤其要注意添加养阴生津的药物。如危亦林治小儿骨蒸热的生犀散，用犀角、地骨皮、知母、桑白皮、柴胡、大黄清热，兼顾了气分和血分两方面，以及肺、胃、肾、肝等脏腑，同时加赤芍、麦冬、鳖甲养阴生津。

2. 小儿热证验方精粹集要

麦汤散：治夹惊、夹食伤寒，气急嗽声。

滑石　石膏　知母　贝母　麻黄　杏仁（炒，别研）　甘草　甜葶苈　人参　北地骨皮（去骨。各等分）

上为末，每服一钱，小麦二十粒煎汤下。涎盛气促，桑白皮汤下。

验方评述　本方出自南宋刘昉《幼幼新书》卷十四。危亦林用来治小儿外感。本方清热与宣散相结合，清热多用甘寒，石膏、知母清气分热，滑石甘滑利尿，地骨皮清阴分之热，麻黄散寒，贝母、杏仁润肺，甜葶苈利水，人参补气。本方适合小儿外感证治疗，清热不伤脾胃和阴津。

惺惺散：治风热疮疹，伤寒时气，头痛壮热，目涩多睡，咳嗽气粗，鼻塞清涕。兼治变蒸。

白术　桔梗　细辛　人参　甘草　茯苓　瓜蒌根（各等分）

上锉散，每服二钱，水一盏，薄荷三叶，煎至半盏，时时与服。

验方评述　本方出自《太平惠民和剂局方》。危亦林用来治疗小儿外感证。本方健脾益气，从而固表实卫，桔梗宣利肺气，细辛散寒温肺，瓜蒌根清热养阴。本方适合伤寒为主的小儿咳嗽发热证。

人参羌活散：治壮热涎潮，牙关紧急。

柴胡（去苗，半两）　地骨皮（去土）　前胡（去苗。各二钱半）　天麻（酒浸，炙，二钱半）　人参　芎劳　独活　羌活（去苗）　枳壳（麸炒，去瓤）　茯苓（去皮）　甘草（各半两）　桔梗（二钱半）

上锉散，每服二钱，水一盏，薄荷少许煎，温服，不拘时候。

验方评述　本方出自《太平惠民和剂局方》卷十，散风邪，除风热。独活、羌活、天麻祛风，柴胡、地骨皮清热，前胡、桔梗清肺止咳，人参、茯苓、甘草健脾益气，枳壳、芎劳理气。本方对外感风热咳嗽，血分亦有热象的小儿发热证适用。

柴胡散：治伤风、伤寒，热气壅，涎盛，胸膈不利，或时兴痘疹未分，或痢疾潮热。但一切积热温壮皆宜。

柴胡（二两）　人参　甘草　黄芩（各一两）　半夏（泡七次）　麻黄（去节，各五钱）

上锉散，每服二钱，姜三片，薄荷三片，白竹青少许煎，温服。

验方评述　本方为《太平惠民和剂局方》柴胡散，治小儿伤寒壮热，口干烦渴，为《伤寒论》小柴胡汤加麻黄去大枣而成。小柴胡汤为和解少阳之剂，本方用柴胡、黄芩清热，半夏化痰，麻黄宣散，对小儿外感伤寒、内有壮热适用。

天竺黄散：退潮，理急惊，解唇红面赤，烦躁，焦啼。

瓜蒌根　甘草　郁金　天竺黄　连翘　防风　牙硝（别研，各等分）

上为末，每服一钱，潮热，灯心、茅根煎汤下。急惊，竹叶汤下。

验方评述　本方为《活幼心书》天竺黄散的加减方，清热祛风，化痰养阴，对风热夹痰有惊风证的小儿发热适用。

生犀散：治骨蒸肌瘦，颊赤口干，日晚潮热，夜有盗汗，五心烦躁。大病瘥后，余毒不解。

犀角　地骨皮　秦艽　麦冬　枳壳　大黄（煨）　柴胡　茯苓　赤芍药　桑白皮　黄芪　人参　鳖甲（醋炙）　知母（各等分）

上锉散，每服二钱，水一盏，陈青蒿少许煎，温服。

验方评述　本方为《太平惠民和剂局方》生犀散的加减方。危亦林用柴胡加知母、地骨皮的药对来清虚热，尤其有犀角凉血，麦冬、鳖甲等养阴保津，对小儿虚热证适用。

地骨皮散：治虚热潮作，亦治伤寒壮热。

知母　柴胡　甘草　人参　地骨皮　赤茯苓　半夏（汤泡。各等分）

上锉散，每服二钱，水一盏，姜二片，煎，温服。

验方评述　本方出自《小儿药证直诀》，方中柴胡、知母、地骨皮清虚热，人参、茯苓、半夏、甘草健脾益气。本方适合脾虚外感，伤寒发热有虚热象者。

（十四）中风病

1. 中风病辨治经验

危亦林在《世医得效方》第十三卷列风科，讨论中风、疠风、瘫风、历节风等病，其中对中风的讨论最为详细全面，选方具有代表性。另外，疠风即癫病，属于皮肤科风证，瘫风为诸风瘫痪证，历节风属于后世所说痹病中的痛风证。唐宋以来中风病理论日渐丰富，从《千金方》小续命汤以来，治疗中风病的方剂日益增多，金元时期辨证渐分真中风、类中风，治疗多从痰、热入手。危亦林中风病治疗经验丰富，对中风病理论提出了许多中肯的见解：

（1）中风分偏枯、风痱、风懿、风痹，证治各不同

危亦林宗《内经》之旨，将中风分为四证，并指出各证的本质区别及不同治则，比前代阐述更为详细。如偏枯为"半身不遂，肌肉偏而不用，言不变，智不乱，病在分腠之间，治疗应温卧取汗，益其不足，损其有余"。风痱"身无痛，四肢不收，智乱不甚，言微可知则可治，甚则不能言，不可治"。风懿"奄忽不知人，咽中塞，闭木然，舌强不能言。病在脏腑，先入阴，后入阳。治之，先补于阴，后泻于阳。发其汗，身转软者生，汗不出身直者，七日死"。风痹"形如风状，得脉别也。脉微涩，其症身体不仁"（《世医得效方·论杂风状》）。中风病主要表现为偏枯、风痱、风懿、风痹证，其严重程度依次递增，治法从发汗法到脏腑补阴泻阳法，各不相同。

（2）按五脏辨证划分中风恶证

中风病极为凶险，首先应区分可治不可治，危亦林列举了五绝症："口开者，心气闭绝也。遗尿者，肾气闭绝也。手撒者，脾气闭绝也。眼合者，肝气闭绝也。鼻鼾者，肺气闭绝。备此五症，尤不可治，五症才见一症，犹当审余症以救疗。"（《世医得效方·中风恶证》）危亦林认为，中风一旦入脏腑则难以治疗，五脏闭绝症中尤以心、肾之气闭绝为危候，因为心为五脏之君，肾为一身之根本，最不能闭绝。

（3）中风分冷热证，万不可用吐涎法

危亦林首先将中风按冷、热辨证，"阳病则热，阴病则冷，冷则用温风药，热则用凉风药"，中风"皆不可吐出涎，人骨节中皆有涎，所以转动滑利，中风则涎上潮，咽喉中滚响，以药压下涎，再归骨节可也。不可吐出涎，时闭塞既久，枯了手足，不可不戒（《世医得效方·中风要说》）"。中风病中的痰证往往常见痰涎涌盛，但危亦林意识到吐涎法容易导致偏瘫的

后遗症，因此主张压涎而非吐涎。这是对中风痰证治法理论的丰富。

从风科理论后面列方的情况看，危亦林对中风热证讨论较多，将热证又分风热在表证、风热上袭证、风壅痰实证、风热阻络证、风痰阻络证、血热生风证、风毒流注证、风痰闭阻证、中风后遗症等，证型排列顺序是从风邪初中较为浅表到风邪入脏腑较为难治，用方从伤寒热证方到解毒方，再到清热除痰方、豁痰开窍方等。选方精辟，如风热在表用金沸草散，风热上攻用防风通圣散，风壅痰实用人参羌活散，风热阻络用《备急千金要方》三黄汤，风痰阻络用小省风汤（防风、天南星、甘草）、大秦艽散，痰热内盛用牛黄清心丸，风痰壅盛用青州白丸子，血热生风用四顺清凉饮，风毒流注用透冰丹，风痰闭证用解毒雄黄丸、通关散等。在通治方里列举的多为中风后遗症治方，如治半身不遂、口眼歪斜的解语汤，健忘手足搐搦的加味寿星丸，风虚湿冷的排风汤等。

（4）中风重视虚实辨治，尤其重视虚证扶正

危亦林认为，中风还需要采用虚实辨证法，他专列中风虚证，认为对于中风虚极者不可攻风，只宜扶虚。虚证辨治，危亦林重视气血辨证和脏腑辨证，他从血气虚弱、血气交攻、肝虚风中、荣卫不和感风、气虚感风、肾虚厉风所乘等角度采用不同的补虚扶正法。如通气祛风汤治男子妇人血气虚弱，虚风攻注，麻黄、乌药宣散温阳，川芎、白芷、枳壳祛风理气，陈皮、白术、人参、甘草健脾。八宝回春汤治一切诸虚不足风疾，血气交攻凝滞络脉，麻黄、人参、附子、川乌等温里宣散，当归、川芎、熟地黄、黄芪等补益气血。真珠丸治肝虚风邪所干。气虚感风，肝胆受邪用追风独活散（独活、地骨皮、北细辛、大川芎、菊花、防风、甘草）。肾虚厉风所伤用肾沥汤。

（5）中风病汤药多用大方，中风深浅不同治法不同

危亦林认为，"中风须大作汤剂，方有成效。若风归手足，名曰小中，

不宜用中风药深治，但用平和汤剂，虽不能为全人，亦可留连岁月（《世医得效方·中风要说》）"。危亦林实际将中风按中经络和中脏腑分出深浅不同来治疗，中经络则用平和汤剂，中脏腑属于危证，按脏腑辨证分治。中风的治法不外乎从风、痰、热、脏腑补虚入手，中风越严重，治法需要注意的方面越多；病情较轻的小中，不过散寒祛风，或是清热化痰，但是一旦脏腑内中，则需兼顾祛风、散寒温阳或清热、理气通经、补益气血、芳香开窍等，方药确实比较繁多，多在十味以上，属于大方。

（6）重视香药与虫药配合使用

金元时期对中风病已有痰热之说，因此芳香开窍类药物使用普遍，苏合香丸为《太平惠民和剂局方》治气病和中风闭阻的名方。危亦林治中风重视香药与动物药的配合使用，典型代表是乌蝎丸和妙应丸。乌蝎丸治手足挛拳、痛不可忍，方中用乳香、没药、麝香活血化瘀通络，全蝎、地龙、蜈蚣搜剔通络除风，草乌、川乌、乌药温阳通经。香窜之功强大，止痛效果好。妙应丸治诸风挛急，遍体疼痛，游走不定。方中穿山甲、麝香走窜通络，全蝎、蜈蚣、斑蝥、地龙、白僵蚕祛风通络，乳香、没药、松脂、五灵脂化瘀止痛。从危亦林的选方来看，香药和虫药共同使用多适用于经络不通、痛症明显的中风病，特别是在中风后遗症治疗中使用，以经络闭阻、血瘀为主要病证表现，而痰热型中风病不用此类药物。

（7）重视单方的作用

危亦林治中风多用大方，但是也重视单方。如治风涎暴作，气塞倒卧，或有稠涎的苦丁香散，即是甜瓜蒂（亦名苦丁香）单方。治瘫风、痪风、大风，一切诸风的去风丹即紫色浮萍单方。治中风身体强直，不得屈伸反覆的枳皮酒，即是枳树皮酒浸方。

2. 中风验方精粹集要

加减续命汤：治中风不省人事，渐觉半身不遂，口眼歪斜，手足颤掉，语言謇涩，肢体痿痹，神情昏乱，头目眩重，筋脉拘挛，不能伸屈，骨节烦疼，不得转侧。亦治脚气缓弱，久服之瘥。有病风人常服不可缺，以防喑哑。

麻黄（去根）人参 黄芩 白芍 川芎 甘草 杏仁（去皮，麸炒）防己 桂心（各二两）防风（一两半）附子（炮，去皮脐。有热者，用白附子）

上锉散，每服四钱，水一盏半，生姜三片，枣二枚同煎，不拘时候。

验方评述 小续命汤出自《备急千金要方》卷八，本方比原方少生姜。小续命汤适合虚人外感寒邪中风。

大省风汤：治诸虚风涎潮，痰厥神昏，头晕语涩，手足搐搦，半身不遂，及历节风痛，筋脉急。

川芎 半夏 防风（各一两）甘草（炙，半两）全蝎（去毒，三个）附子（生，去皮脐）川乌（去皮脐）木香 南星（各半两）

上锉散，每服四钱，水一盏半，生姜十片煎，温服，不拘时候。

验方评述 本方较早出现在《世医得效方》卷十三，为危亦林治中风虚证方，附子、川乌温阳，防风祛风，川芎、木香活血行气，半夏、南星化痰，全蝎通络。本方对阳虚感寒，风痰阻络者适用。

八宝回春汤：治一切诸虚不足风疾，血气交攻，凝滞脉络，拘急挛拳，气不升降，膺中疼痛，痰涎壅盛，脾胃不和，饮食不进。此药去风，和气，活血，大有神效。

附子（炮）人参 麻黄（去节）黄芩 防己 香附子 杏仁 川芎 当归（各一两）茯神 陈皮 防风（各一两）白芍药（五两）沉香 川乌（炮，各半两）半夏（两半）桂心（一两）白术（二两）天台乌药（半两）干姜（一两）黄芪（三两）甘草 熟地黄（各一两）生干地黄（一两）

上二十四味，八味祛风，八味和气，八味活血，同锉散。每服三钱，水一盏半，姜三片，枣一枚，煎，空心服。

验方评述　本方出自宋代《朱氏集验方》卷一，危亦林用来治疗中风虚证。防风、防己等祛风，麻黄、杏仁宣肺散寒，附子、干姜、乌药、川乌、桂心等温里宣通，黄芩、半夏清热化痰，黄芪、熟地黄、生地黄、白芍、当归、川芎补气血。本方温阳和补益作用强，适合虚人易感寒者。

真珠丸：治肝虚为风邪所干，卧则魂散而不守，状若惊悸。

真珠母（三分，研细）　当归　熟地黄（各一两半）　人参　酸枣仁　柏子仁（各一两）　犀角　茯神　沉香　龙齿（各半钱）

上为末，炼蜜丸梧桐子大，朱砂为衣。每服四五十丸，金银器、薄荷煎汤，食后吞下。

验方评述　本方出自《普济本事方》卷一，危亦林用来治肝虚中风。珍珠甘凉入肝经，酸枣仁、柏子仁、茯神安神魂，犀角凉血，加熟地黄、当归补血，龙齿滋阴，沉香理气。本方补血、安神、定惊三效合一。

清神散：消风壅，化痰涎。治头昏目眩，心忪而热，脑痛耳鸣，鼻塞声重，口眼瞤动，精神昏愦，肢体疼倦，颈项紧急，心膈烦闷，咽嗌不下。

檀香　人参　羌活　防风（去芦，各一两）　薄荷　荆芥穗　甘草（各二两）石膏　细辛（各五钱）

上为末，每服二钱，沸汤点服。

验方评述　本方出自《太平惠民和剂局方》，危亦林用治中风痰热证。羌活、防风、荆芥穗祛风，石膏、薄荷清热，檀香理气，细辛温通，人参益气。此方适用于中风轻症，外感风邪而头目昏眩者。

透冰丹：治一切风毒上攻，头面肿痒，痰涎壅塞，心胸不利，口舌干涩，风毒下注，腰脚沉重，肿痛生疮，大便多秘，小便赤涩。中风瘫痪，一切诸疾病。

川大黄　益智仁　白茯苓　茯神　山栀仁　蔓荆子　威灵仙　天麻　白芷（各半两）　香墨（烧，醋淬，细研）　麝香（研，各一钱一字）　仙灵脾叶（洗，半两）　川乌（二两，河水浸半月，三日一换水，切片，焙干，用盐一两炒黄，去盐用）

上为末，炼蜜搜和如麦饭相似，入蜜成丸如梧桐子大。用薄荷自然汁同温酒化下两丸。卒中风，涎潮昏塞，煎皂角荚、白矾汤放温，化四丸灌下。瘫痪风，每日服三五丸，渐觉有效。

验方评述　本方出自《太平惠民和剂局方》，危亦林用治风毒上攻证。本方祛风清热为主，大黄、山栀仁清热，蔓荆子、威灵仙、天麻祛风，香墨、茯神安神，麝香通络，茯苓、益智仁益脾肾，仙灵脾（淫羊藿）、川乌温阳。方中寒温并用，寒药祛风毒蕴热，温药益脾肾，消肿散结。

蝎麝白丸子：治男子妇人半身不遂，手足顽麻，口眼㖞斜，痰涎壅塞，及一切风，他药不能瘥者。小儿惊风、大人头风、洗脑风、妇人血风。

半夏（七两）　川乌（一两）　白附子（二两）　天南星（三两）　天麻（一两）　全蝎（五钱）　防风（一两）　生麝香（半钱）

上为末，姜汁糯米糊丸，梧桐子大。每服一二十丸，淡姜汤不以时吞下。

验方评述　本方首见于《世医得效方》卷十三，危亦林用作中风通治方。本方半夏、白附子、天南星化痰，天麻、全蝎、防风祛风，川乌温通，麝香通络。本方对中风痰阻经络，半身不遂证适用。

肾沥汤：肾虚为厉风所伤，语言謇吃不转，偏枯脚跛，缓弱不能动，口㖞，言语混浊，便利，耳聋塞，腰背相引。

羊肾（一具）　黄芪　芎劳　桂心　当归　人参　防风　甘草　五味子（各一两）　玄参　芍药　茯苓（各一两二钱半）　磁石（一两七钱）　地骨皮（五钱）　生姜（二两）

上锉散。以水一斗煮羊肾，取五升，下诸药，取二升，分三服。

验方评述　本方出自《备急千金要方》卷八，危亦林用治肾虚中风证。防风祛风，黄芪、桂心温里固表，当归、川芎补血，人参补元气，五味子、玄参、芍药收敛益阴，茯苓、甘草健脾益气，磁石、羊肾益肾。本方补益为主，适合虚证。

活络丹：治丈夫元脏气虚，妇人脾血久冷，诸般风邪湿毒之气，留滞经络，流注脚手，筋脉挛拳，或发赤肿，行步艰辛，腰脚沉重，脚心吊痛，及上冲腹胁膨胀，胸膈痞闷，不思饮食。及一切痛风走注，浑身疼痛。

川乌（炮，去皮脐，六两）　草乌（炮，去皮脐，六两）　地龙　天南星（炮，各六两）　乳香　没药（研，各二两二钱）

上为末，入药研和匀，酒面糊为丸，梧桐子大。每服二十丸，空心日午冷酒下。

验方评述　本方出自《太平惠民和剂局方》卷一，危亦林用治风邪湿毒留滞经络证。方中川乌、草乌辛热走窜，祛风除湿，温通经络，并可止痛；天南星燥湿化痰，以除经络中之痰湿；再以乳香、没药活血化瘀，地龙通经活络，共为佐使药。全方能祛风湿，通经络，化痰湿瘀滞，因此亦治风湿性痛风。

（十五）小便异常

1. 小便异常症论证经验

小便异常有小便不通、尿浊、小便失禁、夜尿频多等。危亦林将大小便不通列入《世医得效方》第六卷"秘涩"门。小便不通分热证、虚证、转胞三种类型。另外卷七的"溺浊"证即小便白浊证，按五脏辨治，分心浊、肾浊、脾浊、七情证。"溺多"证即小便夜多，小便不禁证。

从危亦林划分的小便不通证型来看，基本是按出现概率多少排列的。热证最常见，且小便不通与心经邪热最为相关，选方有八正散、五苓散、通心饮等常用方，在服方时危亦林多用车前草、灯心、滑石、麦冬等煎水服，增强清热利尿作用。小便不通的腹胀，危亦林还列举了瓜蒌散单方，以瓜蒌仁为主药，米饮调服。

虚证型的小便不通，危亦林从肾虚、阴虚、心气闭阻、气虚、心虚客热五个方面来辨证。肾虚小便秘涩用八味丸，阴虚迟脉沉微者用附子散，心气闭塞小便不通用琥珀散，老人气虚小便秘用利气散，心虚邪热乘之用参芪汤。

女子怀孕期间容易出现转胞而小便不通，危亦林综合采用各种疗法，列举了汤药法、外洗法、熨法等。胞为热迫，小腹急痛，不得小便时可用滑石散，虚人下元冷，转胞小便秘涩用八味丸，暴气乘膀胱，或惊扰气闭转胞者用葱白汤。危亦林在治疗转胞时还将外洗法与汤药内服结合，先用外洗法，以良姜、葱头、紫苏茎叶煎水熏洗小腹、外肾、肛门，其次可用蜀葵子、赤茯苓、赤芍药、白芍药煎药合苏合香丸服用。外洗取温通作用，内服理气通窍之功。孕妇小便秘涩，危亦林还用熨法治疗，如炒盐半斤热熨小腹，或葱白三斤锉炒后帕包交替熨敷脐下。

对泌尿系统的疾病，危亦林还单独列"漩浊"证。漩浊，即尿浊。在危亦林的"漩浊"中，还包括部分遗精和淋证内容。对于漩浊的发生，一般认为与脾肾两脏关系最为密切，因此，治疗多从脾肾入手，辨证用药不外补益脾肾、清利湿热、分清别浊几个方面。然而，危氏却在"脾浊""肾浊"之外，独具匠心，深刻认识到漩浊与心神情志的关系，用较大的篇幅，附以较多的方剂，从心神方面治疗，从而开拓了漩浊治疗的新途径。

危亦林认为，尿中之"浊"，乃精血所化，为心神所固。若"七情不安"，"思虑太过"，致心脏亏虚，神志不守，"心气不足"；或"触冒暑热"，致"心虚泛热"，终使"心脾失养，元阳气衰，脾精不禁"；或"水火不交"，"肾精虚损，真阳不固"等。从而出现"漩有遗沥，小便经岁白浊，或淡赤，或如膏"，并兼有"惊悸怔忡""身体拘倦""举动力乏""虚劳羸瘦"诸症。很显然，溲浊虽与心、脾、肾有关，但其根本却在于心。故治疗过程中的处方用药应以心经为关键，养心神，敛心气，随证加减配伍。

在《世医得效方》中，危亦林列述了数个养心安神、收敛心气的方剂治疗溲浊，充分反映了关于溲浊从心治疗的学术特点。例如：宁志膏（人参、酸枣仁、辰砂、乳香），"治心脏亏虚，神志不守，恐怖，赤浊，常多恍惚，易于健忘，睡卧不宁，梦涉危险"；远志丸（远志、茯神、益智仁），"治小便赤浊如神"；小温金散（人参、石莲肉、川巴戟、益智仁、黄芪、草薢、麦冬、赤茯苓、甘草），"治心虚泛热，或触冒暑热，溲下或赤或白，或淋涩不行，时发烦郁，自汗"；瑞莲丸（白茯苓、石莲肉、龙骨、天冬、远志、柏子仁、紫石英、当归、酸枣仁、龙齿、乳香），"治思虑伤心，便下赤浊"。危亦林紧扣心神病机治疗溲浊的学术思想和临床用药经验，精辟独到，讲求实际效果，具有进一步研究的必要。

溲多证，即小便夜多，老人、虚人多有此证。危亦林多从肾虚和膀胱胞寒论治。用药采用菟丝子、家韭子、茴香子、肉苁蓉、鹿茸、五味子、桑螵蛸等温肾缩尿，或是天台乌药、益智仁等温阳之品。治方有川方五子丸、菟丝子丸、缩泉丸等。

2. 小便异常验方精粹集要

通心饮：治心经有热，唇焦面赤，发热，小便不通。每服四钱，水一盏半，灯心十茎，滑石末一匕，麦冬二十粒，桑白皮七寸煎，去滓，再入生车前草汁一合，搅匀服。

验方评述　危亦林用此方治小便不通心经有热证，滑石、车前草清热利尿，麦冬滋阴生津，灯心清热，桑白皮泻肺热，盖肺为上窍，膀胱为下窍，上窍不利则下窍不通。

参芪汤：治心虚客热乘之，小便涩数，数而沥。

　　赤茯苓（七钱半）　生干地黄　绵黄芪（去芦）　桑螵蛸（微炙）　地骨皮（去骨，各半两）　人参（去芦）　北五味子（去梗）　菟丝子（酒浸，研）　甘草（炙，各二钱半）

　　上锉散。每服新水一盏煎，临熟，入灯心二十一茎，温服。

　　验方评述　危亦林用此方治小便不利心有虚热证。赤茯苓、生地黄清热凉血补血，桑螵蛸、五味子收涩缩尿，地骨皮清虚热，菟丝子益肾固精，人参、甘草、黄芪益气。全方不仅利尿，且补益心肾，清虚热养阴。

　　滑石散：治胞为热所迫，或忍小便，俱令水气迫于胞，屈辟不得充张，外水应入不得入，内渗应出不得出，小腹急痛，不得小便，小腹胀，不治害人。

　　寒水石（二两）　白滑石（一两）　葵子（一合）　乱发灰　车前子　木通（去皮节，各一两）

　　上锉散。水一斗，煮取五升，时时服一升，即利。

　　验方评述　本方出自《千金翼方》，危亦林列为转胞证方，热阻胞络而小便不利。方中寒水石、滑石、车前子、木通清热利尿，葵子甘寒清热，发灰对小便出血，血淋急痛有效。

　　瑞莲丸：治思虑伤心，便下赤浊。

　　白茯苓　石莲肉（炒，去心）　龙骨（生用）　天冬　远志　柏子仁（炒，别研）　紫石英（火煅七次，研令极细）　当归　酸枣仁（炒，去壳）　龙齿（以上各一两）　乳香（半两，别研）

　　上为末，炼蜜丸梧桐子大，朱砂为衣，每服七十丸，空心，温酒、枣汤任下。

　　验方评述　本方出自《重订严氏济生方》，危亦林用治思虑伤心溺浊证。本方茯苓、石莲肉健脾固精，龙骨、天冬清热养阴，当归补血，紫石英重坠安神，远志、柏子仁、酸枣仁安神，乳香通窍。本方以健脾补血，养心安神为主。

固精丸：治下虚，胞寒，小便白浊，或如米泔，或若凝脂，腰重少力。

牡蛎（煅）　菟丝子（酒蒸，焙干）　韭子（炒）　龙骨　五味子　白茯苓
桑螵蛸　白石脂（各等分）

上为末，酒糊丸如梧子大。每服七十丸，空心，盐汤送下。

验方评述　危亦林选用此方治肾浊证。肾虚则下元虚寒，小便白浊，
因此菟丝子、韭子温肾益阳，牡蛎、龙骨敛阴，五味子、桑螵蛸收涩缩尿，
茯苓健脾，白石脂为白陶土，甘酸收涩固脱。本方阴阳并补，固精缩尿。

川方五子丸：治小便夜多，脚弱。

菟丝子（酒蒸）　家韭子（略炒）　益智子（去皮）　茴香子（炒）　蛇
床子（去皮壳，炒）

上等分，为末，酒糊丸如梧子大。每服五七十丸，糯米饮、盐汤下。

验方评述　本方首见于《世医得效方》卷七，危亦林治肾虚溲多证。
菟丝子、家韭子温肾，益智仁、茴香子温阳，蛇床子温肾壮阳。补益肾阳，
则膀胱自固。

危亦林

后世影响

一、历代评价 🦢

古代文献中很少有关于危亦林的学术评价，但是对其学术思想和临证经验，后人确有继承。现代《中医骨伤科学》教材，普遍对危亦林在中医骨伤科的成就予以肯定。如全国中医药行业高等教育十二五规划教材《中医骨伤科学》（王和鸣、黄桂成主编，中国中医药出版社 2012 年出版）就提到："元代危亦林著《世医得效方》创造了悬吊复位法治疗脊柱骨折，这比戴维斯（Davis，1927 年）报告的采用悬吊复位治疗腰椎骨折法至少要早580 余年。该书还详细记载了肩关节、肘关节等邻近关节部位骨折、脱位的复位技术，以及髋关节、膝关节、踝关节脱位的复位方法。"此外，还提到"在麻醉方面，危氏创制了草乌散（又名麻药方），对其组成、功用、剂量及注意事项都有详细记载"。该教材对危亦林在元代的骨伤成就做了客观、中肯的评价。

二、学术传承 🦢

历史上没有关于危亦林弟子或传人的记载，但是《世医得效方》的方剂和理论，在后来的医书中屡有出现。出自《世医得效方》的一些名方，如天王补心丹、自然铜散等，仍然是现代临床上的重要常用方剂。

元代之后，对危亦林的学说有继承的，主要是明代医学家王肯堂和清代医学家吴谦。王肯堂在《证治准绳·疡医》的卷一，引述了危亦林重视五善七恶证的内容；在痈疽疮疡的用药中，也沿用了危亦林喜用的五香连翘汤、内托散（及危亦林所选粉乳托里散）、忍冬酒等方。特别是对危亦林骨伤学说继承较多，如《证治准绳·疡医》卷六"损伤门"完整引述了危亦林对"手四折骨六出臼""脚六出臼四折骨""十不治证"理论，以及肩胛上出臼复位法、脊柱骨折复位法等。对于正骨麻药，王肯堂只选用了两个方剂，第二个就是危亦林的草乌散。王肯堂在损伤门的"用药诀"中，也提到跌扑治疗时服用清心药、二十五味药加减等危亦林的常用方剂。还在骨伤用药中，收录了危亦林常用的导滞散、鸡鸣散、花蕊石散、大紫金皮散、自然铜散等。王肯堂特别重视危亦林收集的民间单验方，卷六的方剂，收录了危亦林治疗从高坠下症的麝香加水蛭散，治箭头入肉的巴豆加蜣螂散，治箭头不出的天牛散等。另外，王肯堂在卷六"诸虫兽螫伤"方中，选用了危亦林用贝母末治蛇伤毒方、雄黄酒治毒蛇咬伤方、生姜汁治蝎螫方、斑蝥治癫狗咬方等。在《证治准绳·幼科》治小儿痘疹痛证时，选用了危亦林酥油涂抹方；《证治准绳·女科》卷一，选用了危亦林香矾散、槟榔散治血崩方；卷四选用了危亦林蛇蜕加麝香下死胎法方。清代吴谦的《医宗金鉴》第 87 卷《正骨心法要旨·补遗》中，完全引用了危亦林的"十不治症"。这些后人的引述，是对危亦林医术和学术思想的肯定。

三、后世发挥

明代王肯堂在写作《证治准绳》时，无疑仔细学习了危亦林的《世医得效方》。他在痈疽病和骨伤病方面引述了危亦林的一些思想，在继承之时也集各家之长，有一定发挥。《证治准绳·疡医》引用《内经》和齐德之、李东垣、朱丹溪、薛立斋的理论较多。王肯堂在治疗痈疽病时，虽然也引用了危亦林重视的五善七恶证，但是治疗上并非一味清热拔毒，而是更加重视补气养血，认为疮疡病与元气虚弱、五脏亏虚、气血不足有直接的关系，因此治疗中注意八珍汤、十全大补汤、补中益气汤的使用。危亦林所处时代，辨别痈疽常以五脏为纲领，到王肯堂时已注意从虚实、经络、脏腑等角度辨证，讲究内消、内托与行气活血解毒消肿之药相结合。在骨伤病理论中，王肯堂对人体骨伤部位的划分更细致，分头目鼻耳伤、舌唇口喉齿腮伤、颈骨肩胛胁肋伤、手伤、胸腹伤、腰臀股膝伤、脚伤、背脊骨伤、阴囊阴门伤、筋骨伤十种。其中的手伤、脚伤、背脊骨伤三部分，都引述了危亦林手法复位的原文。但手伤部分，除了危亦林的"手四骨折六出臼"复位法描述外，还增加了手腕骨脱臼的复位方法，手足骨断的复位方法等。脚伤部分，除了危亦林"脚六出臼四骨折"复位法外，还增加了敷贴法、敷贴药物的详细描述。背脊骨伤部分，基本都是危亦林的治法。在后边的"用药诀"中，王肯堂肯定了危亦林治跌扑瘀阻先用清心药，再用二十五味方的疗效，但是中间增添了通大小肠药物，防止闷烦，恶血污心。不过，王肯堂指出"凡折骨出臼者，不宜用下瘀血之药，及通利大便之药，只宜疏风、顺气、匀血、定痛、补损而已"。王肯堂的这些发挥，表明了中医传统骨伤学理论的不断发展和进步。

四、海外流传

　　《世医得效方》在日本有存本，最早的是丰后国佐伯藩主毛利高标的藏本，即明代洪熙元年（1425 年）朝鲜春川府印刷刊行的内阁文库本残卷。另外《大阪府立中之岛图书馆藏石崎文库目录》中，也有元版《世医得效方》和明正藏版《世医得效方》。元版 20 卷，目录 1 卷，但是残缺卷数较多，正文仅存 13 卷。明版也为 20 卷，目录 1 卷，正文仅存 11 册。此外京都大学图书馆富士川文库，藏有元至正五年陈志刻本的写本。近来有学者李强指出，古代日本接骨术是 17 世纪以后才受到《世医得效方》的影响，但实际此书的传入当在 1363 年之前。

　　《世医得效方》对日本接骨术的影响主要是麻醉剂的传入，奠定了日本古代正骨术的基石。唐代鉴真和尚将中国医学带到日本，江户时代的外科名医华冈青洲已经使用通仙散（华冈青洲受华佗启发而发明此方，原名麻沸散，门人及后学者称通仙散）作为外科麻醉剂，其主要成分即曼陀罗花、草乌、当归、川芎、白芷、炒南星等。华冈青洲的门人后来整理了7种麻沸散类方，都受到危亦林草乌散用曼陀罗花的影响。

　　《世医得效方》奠定了日本骨伤学的基础，对日本骨伤著作《骨继疗治重宝记》（日本江户时代·高志凤翼著）和《正骨范》（江户时代·二宫彦可著，1807年）的影响较大。《正骨范》中的"十不治证"来源于危亦林的理论，但做了较大修改和增订，并根据临床危重性将十个项目重新排序。

　　总体来说，《世医得效方》对日本接骨术最大的影响，是内服全身麻醉法、十不治证，以及"六出臼、四折骨"等骨折、脱臼治疗方法。

　　综上所述，危亦林家世五代业医，家学渊源深厚，他广览医经，深究医理，临证效果突出；所著《世医得效方》一书不仅具有较高临床指导价值，也是内容极为丰富的方剂学巨著。危亦林在骨伤科方面的成就可谓承前启后，其骨折复位手法的创新，麻醉剂的大胆革新，对后世都产生了较为深远的影响；其在眼科、疮肿等科的治疗理论，也极大地丰富了中医临床理论宝库。危亦林的医学成就与他高尚的医德、严谨的治学精神是分不开的，他悉心研究医学，毫不啬术自贵，公开家传秘方，体现了一代名医的深厚学识和广阔胸怀。作为史上旴江名医的代表人物之一，危亦林在中医学史上的学术贡献值得深入挖掘。

危亦林

参考文献

［1］唐·蔺道人.仙授理伤续断秘方［M］.北京：华夏出版社，2008年.

［2］宋·陈自明.妇人大全良方［M］.北京：人民卫生出版社，2006.

［3］宋·钱乙.小儿药证直诀［M］.北京：人民卫生出版社，2006.

［4］元·曾世荣.活幼心书［M］.北京：人民卫生出版社，2006.

［5］徐荣斋.妇科知要［M］北京：人民卫生出版社，2006.

［6］许敬生.危亦林医学全书［M］.北京：中国中医药出版社，2006.

［7］宋乃光.刘完素医学全书［M］.北京：中国中医药出版社，2006.

［8］高镜明.古代儿科疾病新论［M］.上海：上海科学技术出版社，
1982.

［9］阙再忠.中医骨伤科古医籍选［M］.北京：人民卫生出版社，1989.

［10］罗颂平.中医妇科名家医著医案导读［M］北京：人民军医出版社，
2006.

［11］刘时觉.四库及续修四库医书总目［M］.北京：中国中医药出版社，
2005.

［12］李俊德，高文柱.中医必读百部名著·妇科卷［M］.北京：华夏出版
社，2007.

［13］韦以宗.中医骨科技术史［M］.北京：科学技术文献出版社，2009.

［14］宋大仁.伟大的正骨科学家危亦林［J］.江西中医药.1956，（8）：44-
46.

［15］危北海.危亦林与《世医得效方》［J］.江苏中医杂志.1982，（3）：
46-48.

[16] 王育学.《世医得效方》在骨科学术上的贡献［J］.北京中医学院学报.1983,（3）：47–50.

[17] 盛燮荪等.危亦林刺灸经验述要［J］.江西中医药.1985,（5）：36–39.

[18] 危北海.对危亦林《世医得效方》的学术探讨［J］.云南中医杂志.1987,（8）：29–32.

[19] 黄世福.谈《世医得效方》的灸疗特色［J］.江苏中医杂志.1987,（4）：42–44.

[20] 常敏毅.《世医得效方》中十九畏药物并用的探讨［J］.浙江中医杂志.1988,（10）：464–466.

[21] 黄俊卿.《世医得效方》对骨伤科正骨手法的贡献［J］.广西中医药.1990,（5）：33–35.

[22] 肖家翔.《世医得效方》眼科学术成就举要［J］.黑龙江中医药.1991,（3）：50–52.

[23] 刘晓庄.危亦林《世医得效方》骨伤科学术内容探讨［J］.江西中医药.1993,（2）：15–18.

[24] 胡立敏.危亦林创伤"十不治症"刍议［J］.江西中医学院学报.1995,7（4）：45–48.

[25] 刘晓庄.危亦林杂病治疗经验举隅［J］.江西中医药.1996.27（2）:2–4.

[26] 王保锁.中医眼科八廓学说探讨［J］.卫生职业教育.2001,19（6）：92–95.

［27］黎建.浅谈危亦林学术思想［J］.实用中西医结合临床.2004，4（6）：
77-80.

［28］齐秀娟.《世医得效方》的骨伤科成就［J］.中国中医骨伤科杂
志.2005，（5）：33-35.

［29］付笑萍.《世医得效方》校注"血崩"辨［J］.中医文献杂志.2008，
（4）：45-47.

［30］邹来勇，涂国卿等.《世医得效方》伤科证治特色［J］.上海中医药杂
志.2010，（3）：34-37.

［31］李强.《世医得效方》对古代日本接骨术的影响［J］.中国中医骨伤
科杂志.2010，（4）：58-60.

［32］罗尧岳，刘锐.浅论危亦林学术思想对后世的影响［J］.中国中医药
现代远程教育.2011，（3）：1-3.

［33］徐春娟，陈荣，陈建章等.对元代名著《世医得效方》的研究［J］.
中国实验方剂学杂志.2012，18（14）：317-319.

［34］邹来勇，何忠锅.浅析盱江医家危亦林之《世医得效方》敷药特色
［J］.中医义献杂志.2012，（4）：30-33.

［35］相鲁闽.危亦林及《世医得效方》［J］.河南中医.2012，32（5）：
590-592.

［36］吴海霞，杨宗保，魏稼.危亦林针灸学术思想探讨［J］.江西中医学
院学报.2012，24（5）：3-5.

［37］徐春娟，裴丽等.试析盱江医学的国际影响［J］.中医杂志.2013，54

（4）：273-275.

［38］张佳丽，刘密，刘金芝.《世医得效方》灸法浅议［J］.福建中医药.2013，（3）：48-50.

［39］卢娜环，谢强.旴江名医危亦林喉科学术特点初探［J］.江西中医学院学报.2014，26（2）：8-11.

汉晋唐医家（6名）

张仲景　王叔和　皇甫谧　杨上善　孙思邈　王　冰

宋金元医家（18名）

钱　乙　成无己　许叔微　刘　昉　刘完素　张元素
陈无择　张子和　李东垣　陈自明　严用和　王好古
杨士瀛　罗天益　王　珪　危亦林　朱丹溪　滑　寿

明代医家（25名）

楼　英　戴思恭　王　履　刘　纯　虞　抟　王　纶
汪　机　马　莳　薛　己　万密斋　周慎斋　李时珍
徐春甫　李　梴　龚廷贤　杨继洲　孙一奎　缪希雍
王肯堂　武之望　吴　崑　陈实功　张景岳　吴有性
李中梓

清代医家（46名）

喻　昌　傅　山　汪　昂　张志聪　张　璐　陈士铎
冯兆张　薛　雪　程国彭　李用粹　叶天士　王维德
王清任　柯　琴　尤在泾　徐灵胎　何梦瑶　吴　澄
黄庭镜　黄元御　顾世澄　高士宗　沈金鳌　赵学敏
黄宫绣　郑梅涧　俞根初　陈修园　高秉钧　吴鞠通
林珮琴　章虚谷　邹　澍　王旭高　费伯雄　吴师机
王孟英　石寿棠　陆懋修　马培之　郑钦安　雷　丰
柳宝诒　张聿青　唐容川　周学海

民国医家（7名）

张锡纯　何廉臣　陈伯坛　丁甘仁　曹颖甫　张山雷
恽铁樵